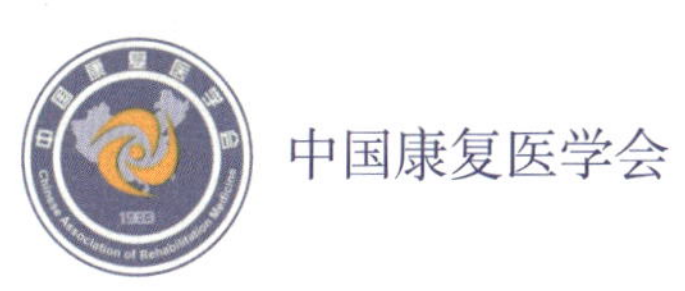

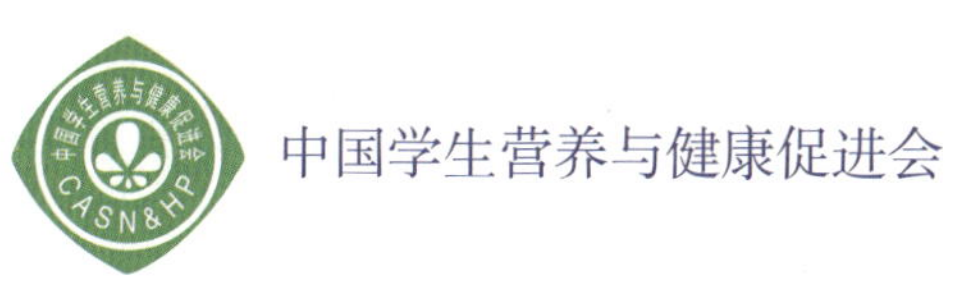

关爱儿童康复科普丛书

主审：韩 晔 总策划：郑鹏远 总主编：汤有才 李 哲

儿童多动症早期识别与康复指导

名誉主编 汤有才 本册主编 段桂琴

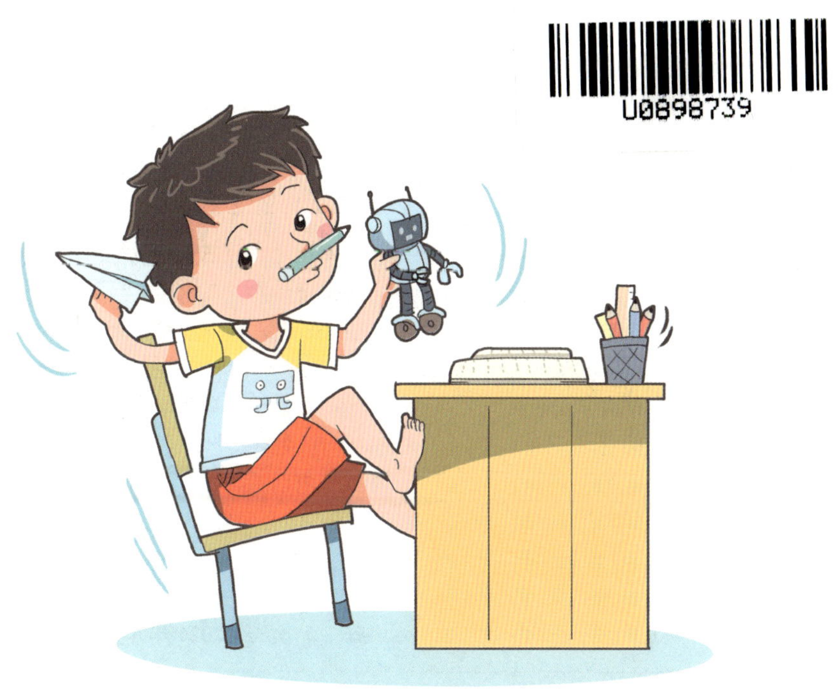

郑州大学出版社

图书在版编目(CIP)数据

儿童多动症早期识别与康复指导 / 段桂琴主编. — 郑州 : 郑州大学出版社, 2023. 9(2024.5 重印)
(关爱儿童康复科普丛书 / 汤有才, 李哲总主编)
ISBN 978-7-5645-9849-5

Ⅰ. ①儿… Ⅱ. ①段… Ⅲ. ①儿童多动症 - 诊疗②儿童多动症 - 康复 Ⅳ. ①R748

中国国家版本馆 CIP 数据核字(2023)第 149898 号

儿童多动症早期识别与康复指导
ERTONG DUODONGZHENG ZAOQI SHIBIE YU KANGFU ZHIDAO

策划编辑	陈文静	封面设计	苏永生
责任编辑	张彦勤	版式设计	苏永生
责任校对	薛　晗	责任监制	李瑞卿
出版发行	郑州大学出版社	地　　址	郑州市大学路 40 号(450052)
出 版 人	孙保营	网　　址	http://www.zzup.cn
经　　销	全国新华书店	发行电话	0371-66966070
印　　刷	河南文华印务有限公司		
开　　本	710 mm×1 010 mm　1 / 16		
印　　张	7.5	字　　数	126 千字
版　　次	2023 年 9 月第 1 版	印　　次	2024 年 5 月第 3 次印刷
书　　号	ISBN 978-7-5645-9849-5	定　　价	68.00 元

主编简介

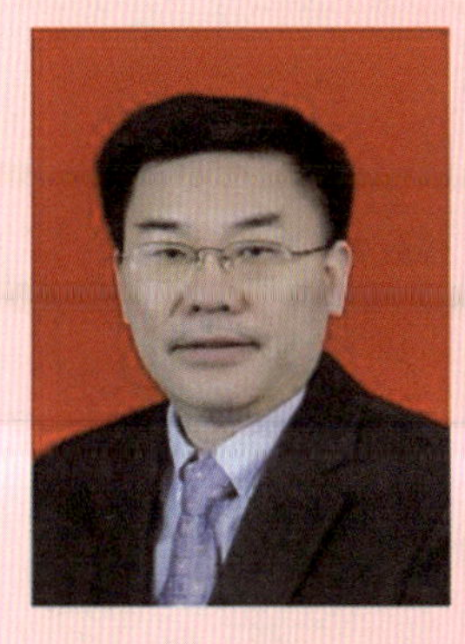

汤有才，医学博士，教授、主任医师，博士研究生导师。郑州大学第五附属医院副院长、郑州大学康复医学系副主任、郑州大学康复医院院长。中国康复医学会医康融合工作委员会副主任委员、中国康复医学会营养与康复专业委员会副主任委员；享受河南省政府特殊津贴。《中华健康管理学杂志》及《中国微生态学杂志》编委，*J Nutr* 和 *Mol Med* 等 20 余个国际杂志审稿人。

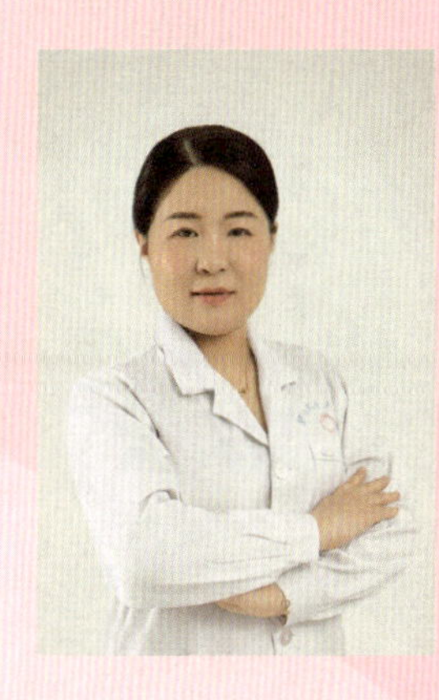

段桂琴，教授、主任医师，硕士研究生导师。郑州大学第三附属医院儿童保健科主任/儿童发育行为科主任。中国残疾人康复协会孤独症专业委员会常务委员、中国妇幼保健协会自闭症防治专业委员会副主任委员、中国妇幼保健协会儿童神经发育障碍防治专业委员会常务委员、中国妇幼保健协会儿童心理保健专业委员会常务委员、河南省康复医学会孤独症康复分会主任委员、河南省残疾人康复协会孤独症康复专业委员会副主任委员。研究方向包括儿童孤独症（自闭症）、儿童多动症、抽动症、学习困难、智力低下及语言发育障碍等。

作者名单

名誉主编　汤有才

主　　编　段桂琴

副 主 编　王亚哲　徐海萍　丁丹丹

编　　委　（按姓氏笔画排序）

王甘雨　刘佳甜　岳恺晨

庞迪舟　郎永斌

绘　　图　马姣姣

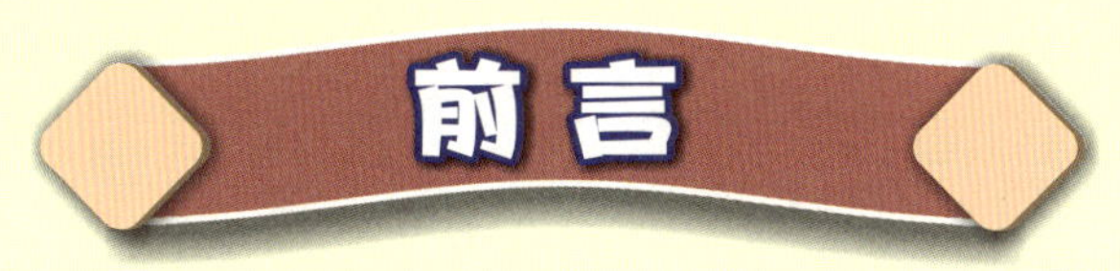

我们周围存在这样一群孩子，他们智商正常，能说会道，就是易分心、好动、不守规矩、做事无条理、丢三落四、学习成绩差……很多家长在辅导孩子作业时，经常抱怨孩子不听话、小动作多、写作业磨蹭、总是找借口中途离开。有的家长情绪几乎崩溃，甚至怒火中烧。孩子们委屈巴巴，注意力就是集中不起来。在老师眼里，他们就是通常所说的“问题儿童”。然而，从医学的角度，这些“问题儿童”可能存在一种疾病——多动症。

多动症是一种因轻微脑功能失调引起的儿童行为障碍症状群，严重影响儿童青少年的身心健康，给家庭和社会带来巨大的负担。我国是人口大国，儿童青少年人口基数大，发病率高，平均发病率约6.26%。超过1500万儿童青少年患有多动症。

然而，面对这庞大的多动症人数，家长们对此病的认识远远不够，更别说早期发现，总觉得自己的孩子是故意“调皮捣乱”。大部分家长以惩罚的态度对待这些“问题儿童”，结果往往适得其反。鉴于此，我们组织专家编写了《儿童多动症早期识别与康复指导》，希望这本书能帮助家长、老师和社会全面了解多动症，早期识别多动症，正确对待、接纳“问题儿童”，陪伴其健康成长。

本书作为“关爱儿童康复科普丛书”之一，面向家长、老师和社会，从病例篇、检查篇、治疗与康复篇三个维度详细介绍多动症。编写人员为从事儿童发育行为的临床诊治和研究的资深专家，以临床工作中的真实病例为切入点，详细分析每个病例的特点和多动症儿童的临床表现。这是编者的初衷，也是本书的一个亮点。

尽管编写人员在编写过程中已努力参考权威书籍并认真审阅，但限于水平，疏漏和不足之处在所难免。欢迎大家多提宝贵意见，深表感谢！期待本书能对广大读者和多动症儿童及其家庭有所帮助。

编者
2023年9月

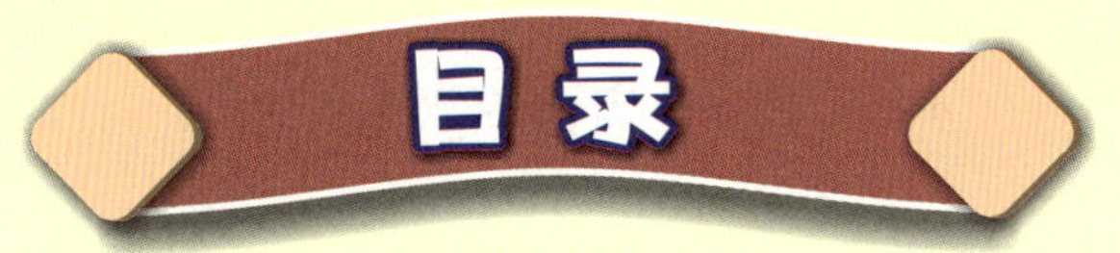

目录

病例篇

检查篇

❖ 治疗与康复篇 ❖

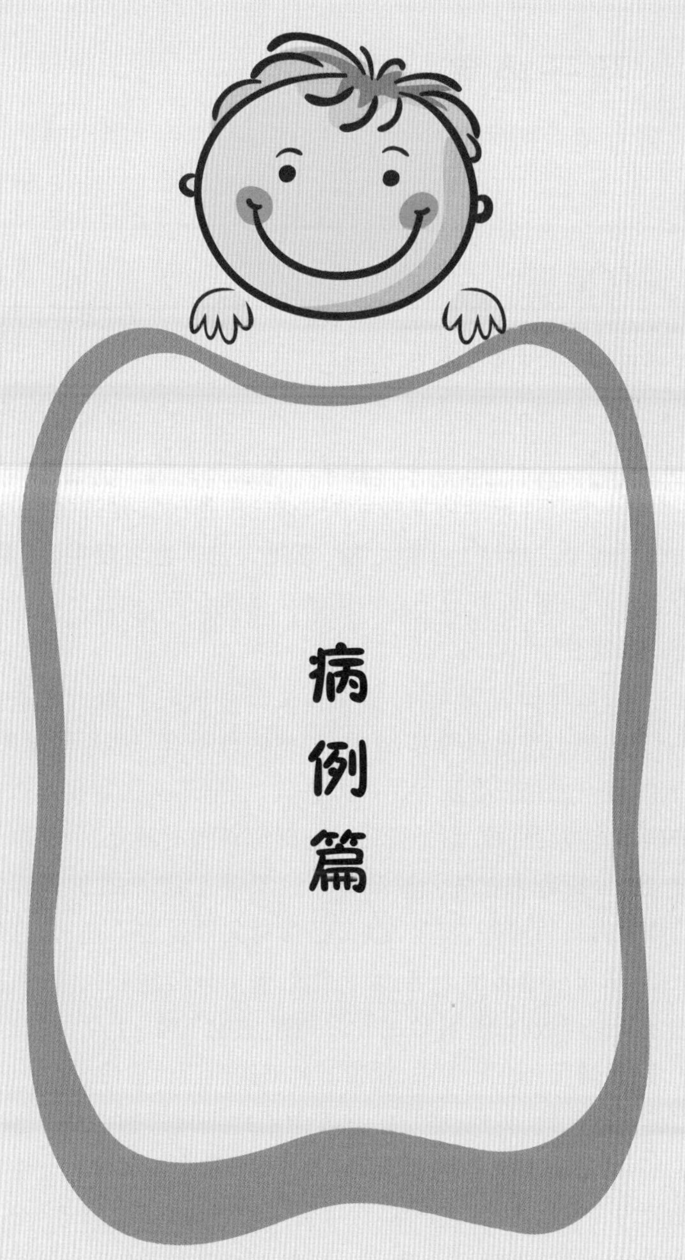

病例篇

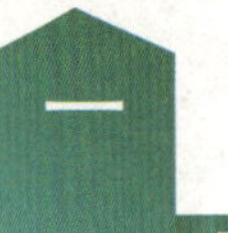

一 孩子经常分心

（一）病例呈现

患儿玲玲，女孩，9 岁 5 个月，汉族。

“医生你快看看我家孩子，上课不好好听讲，回家不好好写作业，成绩越来越差，怎么办啊？”玲玲的妈妈一进诊室就喋喋不休。医生从玲玲妈妈口中得知，玲玲从小就是一个活泼好动的小女孩，各项发育情况良好，说话甚至比同龄孩子还早。玲玲上小学之前，家里人觉得她表现很好、很机灵，也对她抱有比较高的期望，积极培养她的各项兴趣爱好，但是玲玲无法长时间坚持学习一项特长。

刚上小学时，玲玲表现尚可，但是在上二年级时开始出现注意力不集中，课堂上只能集中注意力约 10 分钟，教室内外稍有一些小动静就跑神，不能安静听讲，经常发呆或者玩弄手指和文具，老师多次提醒仍不改。老师交代的任务她不能按时完成，跟她说话她有时好像没有听见，一件事情需要说几次她才去做。家庭作业每天都需要家长监督才能完成，无法独立完成作业。她写作业时写写停停，容易发呆，经常对父母爱答不理，自己的房间凌乱不爱收拾，学习成绩起伏不定，家长觉得孩子只是粗心大意，以后慢慢就好了。但是从三年级开始，玲玲的学习成绩明显下降，上学经常迟到，甚至不喜欢上学，玲玲父母开始着急，就带着她来医院门诊就诊。

经过详细的问诊、体检，医生给玲玲做了以下检查和评估。①韦氏儿童智力量表：言语量表 109 分、操作量表 89 分、全量表 102 分。②中文版注意缺陷多动障碍 SNAP-Ⅳ评定量表（父母版）：注意缺陷平均 1.78 分，多动/冲动平均 1.11 分。

经过分析检查及评估结果发现如下。

(1) 注意力方面：玲玲小时候无法坚持学习一项特长，上学后上课注意力维持时间短，容易分心、跑神，不能安静听讲，作业需要监督，老师和父母说话时她似听非听等。

(2)多动/冲动方面:玲玲暂无明显的多动/冲动情况。

(3)其他方面:玲玲现在学习成绩明显下降,不喜欢上学。

初步诊断:多动症(注意缺陷为主型)。

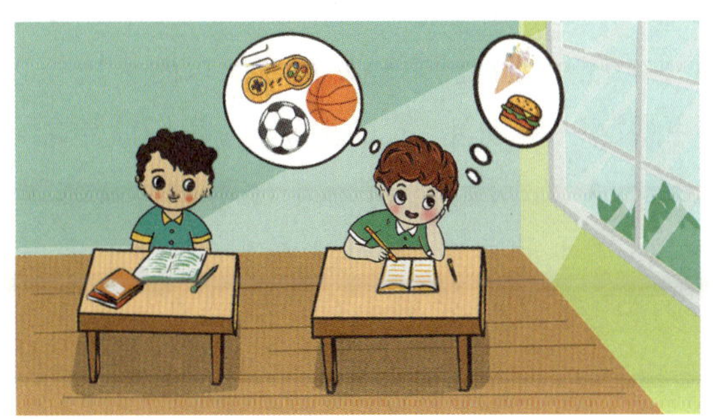

(二)知识点

1. 什么是多动症? 这到底是什么病?

多动症是一种包括注意缺陷、多动、冲动三大核心症状和不同功能损害的神经发育性疾病,起病于童年期,影响可延续至成年,其主要特征是与发育水平不相称的注意缺陷和(或)多动、冲动。全球儿童发病率约为6.26%,60% ~80%可持续至青少年期,20% ~40%可发展为成人多动症。约70%的孩子存在一种或多种共患病。多动症不仅损害学习功能,还存在其他多方面的不良影响,涉及生命全周期的损害。早期识别、诊断和规范的治疗可显著改善多动症的预后。

2. 能认真看电视,为何不能专心上课?

很多家长对注意力都会有一个误区:如果孩子看电视、打游戏很专心,家长就会认为他的注意力没有问题。学习不专心只是因为这些知识不够有趣,或者孩子根本不努力,是可以“管教”好的。可事实还真不是这样,孩子看电视和学习的专注程度不同,要从“被动注意”和“主动注意”的区别说起。

(1)被动注意:一种被动消极的注意,取决于注意对象是否足够有趣,是否足够吸引人。看电视或玩游戏更多的是通过有趣、惊险、刺激、多彩多变的画面吸引孩子目光,属于“被动注意”。

(2)主动注意:指自觉的、有预定目的的、需要做出意志努力控制的注意活动。在学习和工作过程中,我们运用更多的是主动注意力;而且我们常说的培养和集中注意力,更多指的是“主动注意”。只有主动注意力提高,我们在工作学习过程中才能保证自己不轻易被其他东西干扰分心。

知道“主动注意”和“被动注意”的区别了,我们就更能理解为什么孩子在上课时注意力不集中了。因为孩子在上课听讲时就需要自己的“主动注意”,而多动症的孩子“主动注意”的能力落后,就会出现上课分神的情况。如果孩子的注意力问题已经严重影响孩子的学习和生活,千万不要心存侥幸,尽早带孩子就医!

3. 我的孩子只是注意力不集中而已,怎么成多动症了?

多动症主要有三种亚型:注意缺陷为主型多动症、多动/冲动为主型多动症、混合型多动症。

(1)注意缺陷为主型:主要表现为懒散、困惑、迷惘、动力不足,伴较多焦虑、抑郁,有较多的学习问题,而较少伴品行问题,如打架、逃学、偷窃等。

(2)多动/冲动为主型:常见于学龄前期和学龄期儿童,以活动过度为主要表现,一般无学业问题,共患品行障碍和对立违抗性障碍较多。

(3)混合型:上述两种类型的问题同时存在。这也是临床上最常见的类型。

孩子只表现出注意力不集中,但这种注意力不集中在多个场合(如家里、学校)发生,并且影响孩子的学习时,也可以诊断为多动症。

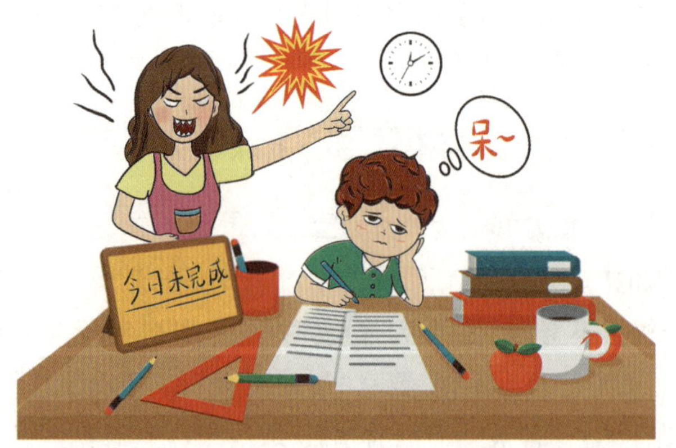

4. 孩子不爱学习，不知道努力，就是懒吗？

与大部分人所认为的不同，大部分多动症儿童为了做出和其他儿童一样的选择和行为，已经付出了极大的努力。对常人来说，集中注意力20分钟并不难，但多动症儿童需要更多的精力去和自己的大脑做斗争，而且可能只会取得很小的进步。同时，注意力难以集中也决定了孩子在课上学习、课下作业都可能遇到很大的困难。就像孩子近视，上课看不清老师板书内容，课程自然就会跟不上。近视者需要配戴眼镜，多动症也需要相应的治疗和外界辅助措施，单凭主观的努力和兴趣是远远不够的。因此，家长和老师不要因为成绩一时的不理想就判定孩子没有天赋，甚至把他们定义为“问题儿童”。

多动症儿童并不像看上去那么大大咧咧，他们的内心比一般孩子更加敏感、脆弱，长期的否定将对他们的自信、自尊造成严重的打击。反之，如果家长和老师认可孩子的努力，表扬产生的激励作用要比“激将法”强大得多，也更能帮助他们向更好的行为发展。

那么，孩子上课注意力不集中是他故意的吗？为什么老师多次提醒他仍不改？希望上面内容能回答这个问题。

5. 如何早期识别孩子注意力不集中的问题？

不同年龄阶段多动症儿童在注意力方面的表现存在差异，当孩子出现以下情况时，父母应当考虑孩子目前是否存在注意力不集中的问题。

(1)学龄前期：注意力容易转移，无法专心欣赏喜欢的动画片或者长时间参与游戏互动，与他人交谈时似听非听。

(2)学龄期：很难集中精神完成指定任务，上课经常跑神，不能安心听讲，即使老师和同学提醒其仍不改。

(3)青春期：无法独立完成作业，学习成绩下降，无法集中精神完成复杂任务。

(三)病例分析

本病例中，玲玲，9岁5个月，因“上课和写作业经常分心1年余”来院就诊。我们需要从具体表现、持续时间、发生场合、严重程度及功能损害等多个角度全面且详细地收集病史。玲玲注意力不集中的具体表现:①上学后上课注意力维持时间短,容易分心、跑神,不能安静听讲,作业需要监督,老师和父母说话时其似听非听等。②持续时间方面,不仅要考虑上小学后的表现。家长还应尽量回忆孩子在幼儿期的表现,本案例中玲玲从小活泼好动,兴趣爱好广泛,但是无法坚持学习一个特长。③发生场合为在课堂听课和在家做作业。④严重程度需要询问孩子能集中注意力的时间以及注意力不集中的表现。该孩子听课仅能集中注意力约 10 分钟,经常走神。⑤功能损害方面,近期学习成绩下降明显,甚至不想上学,提示学习功能受损。韦氏儿童智力量表:言语量表 109 分、操作量表 89 分、全量表 102 分;中文版注意缺陷多动障碍 SNAP-Ⅳ评定量表(父母版):注意缺陷平均 1.78 分,多动/冲动平均 1.11 分。其他辅助检查和评估未见明显异常,孩子仅有注意缺陷表现,没有多动/冲动表现。因此,综合病史采集、临床访谈、辅助检查、心理评估的结果及《精神障碍诊断与统计手册(第 5 版)》诊断标准,初步诊断:多动症(注意缺陷为主型)。

具体治疗为:给予盐酸哌甲酯缓释片 18 毫克,每天清晨整粒吞服,一周后注意力改善。调整药量至每日 36 毫克,注意力进一步改善,但是会出现消化道症状。在向家长和孩子进行科普教育后,其继续坚持服用 2 周,不良反应基本缓解,注意力显著改善,上课基本能全程集中注意力听讲,各科成绩均有一定程度的提高。(温馨提醒:孩子有相关症状一定要到专业医疗机构就诊。)

二 孩子上课容易走神

(一)病例呈现

患儿朵朵,女孩,8 岁 6 个月,汉族。

朵朵是一名 3 年级的小学生,1 年前,学校老师反映她上课注意力不集中,容易走神发呆,不注意听讲,喜欢抠橡皮擦。朵朵跟妈妈说,在学校进行任务或游戏活动中她经常控制不住地走神。晚上的作业她通常不能按时完成,需要爸爸妈妈监督,做作业拖拉,一会要喝水、一会要吃东西、一会要上厕所,常常到深夜 11 点还不能完成作业。朵朵的房间乱糟糟的,她不爱收拾,还经常找不到自己的玩具和文具。当老师和家长批评朵朵时,她时常顶撞老师和家长。朵朵上学经常迟到,经常忘带书本和作业,她的语文和英语成绩尚可,数学不及格。晚上在该睡觉时拒绝睡觉,早晨起不来。喜欢吃甜食,不好好吃正餐,常以零食替代,挑食、偏食。朵朵妈妈就带着朵朵来到医院就诊。

经过详细的问诊、体检,医生给朵朵做了以下检查和评估。①韦氏儿童智力量表:言语量表 100 分、操作量表 77 分、全量表 88 分。②《精神障碍诊断与统计手册(第 5 版)》多动症标准家长访谈:注意力 7/9,多动/冲动 1/9。③视听整合注意力:注意缺陷为主型多动症。控制力商数:听觉 107 分,视觉 80 分,综合 93 分。注意力商数:听觉 77 分,视觉 66 分,综合 71 分。

经过分析检查及评估结果发现如下。

(1)注意力方面:上课注意力不集中,容易走神发呆,不注意听讲。在进行任务或游戏活动中经常难以维持注意力。不爱收拾自己的房间,时常找不到自己的玩具和文具。与同学相处尚可。

(2)多动/冲动方面:喜欢言语上顶撞老师和家长。

(3)执行功能方面:上学经常迟到,经常忘带书本和作业。语文和英语成绩尚可,数学不及格。

（4）其他方面：神志清，精神可，社交互动可，能进行对话，能表达自己的需求，运算能力差。记忆力尚可，认知能力可，情绪稍显低落，与父母情感可，意志活动正常，厌学，表情、动作自然。

初步诊断：注意缺陷为主型多动症。

（二）知识点

1. 多动症儿童饮食上需要注意什么？

（1）限制高糖食物：一些研究表明，高糖食物的摄入与多动症患病率之间存在关联。限制糖的摄入量也可以减少患糖尿病、肥胖和蛀牙的风险。要限制的糖不仅指超市里白糖、冰糖、黄糖、红糖等，还包括含有这些糖的其他食品，如甜饮料、冰激凌、饼干、蛋糕、马卡龙、甜甜圈等。

（2）避免咖啡因：咖啡因会加重多动症的症状，因此多动症孩子应避免摄入含有咖啡因的食物，如咖啡、浓茶、可乐、奶茶等。

（3）避免人工添加剂（如人工色素、防腐剂）：美国儿科学会建议，儿童应避免这些添加剂，特别是食用色素，因为它们会加重多动症的症状。人工添加剂也可能干扰孩子的生长和发育。含添加剂多的食物主要有糖果、冰激凌、汽水、果汁饮料、山楂制品等。

2. 怎么改善多动症儿童的睡眠质量？

（1）睡眠习惯行为干预：制定入睡和起床时间表并严格执行，养成规律的睡眠习惯；减少入睡前的环境刺激（如限制看电视、玩游戏等），并使用视觉图像练习或深呼吸等放松运动进行取代。营造良好的睡眠环境（如适宜的温度、安静昏暗的房间等）。

（2）多光照、多运动：晨光疗法可改善多动症的症状并有效调整昼夜节律性睡眠问题。白天适当暴露在日光下可以帮助多动症儿童“重设”生物钟。此外，规律的体育锻炼能有效缓解孩子的多动症表现，改善大脑功能，提升睡眠质量。需要注意的是，应该避免在入睡前 4 小时内进行剧烈运动。

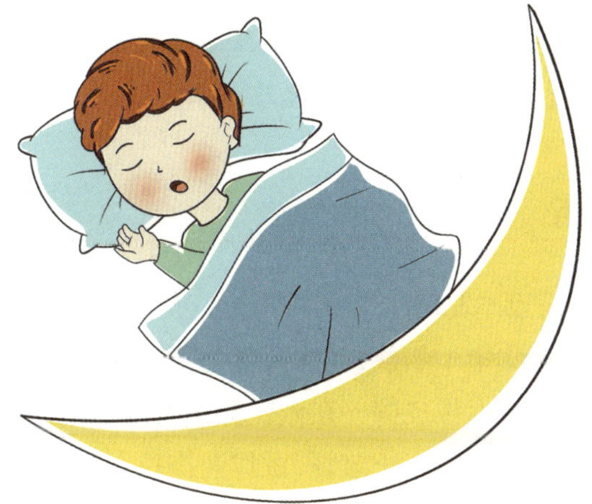

3. 多动症是如何引发孩子的学习问题的?

单纯多动症的症状影响:部分多动症儿童学习困难是由于多动症症状引起的,这些儿童本身上课时就难以集中注意力,难以把课堂的内容吸收进去,回家以后,他们做作业就显得比较困难。作业占据了他们大多数的时间,他们就更少有自己的时间来做自己喜欢的事情,从而逐渐对学习感到厌烦,不喜欢学习,丧失了对学习的原始动力。

多动症伴学习问题或学习障碍:这类多动症儿童除了多动症本身外,还存在某些学习能力的问题。例如,有的儿童不能像其他儿童一样阅读,常常跳字、漏字;有的儿童不会做简单的加减法;有的儿童学习英语显得特别困难。这些都有可能是学习障碍引起的。

4. 儿童多动症有哪些早期表现?

(1)注意力涣散:注意力持续时间比较短暂,比如玩积木、做游戏、拼拼图可能持续时间很短,或者听课、做作业注意力不集中,容易出现做作业落题、解释错误等。容易被外界的各种刺激所影响,不能过滤掉无关刺激。生活当中不注意细节,常常丢三落四,容易遗失玩具、学习用品以及其他随身物品。与别人进行交谈时往往心不在焉,不能够专注于某一个主题。

(2)多动症状:表现为活动过多、小动作多、难以从事安静活动,比如画画、写字等。通常不分场合地到处奔跑,嬉闹玩耍。

(3)容易冲动:表现为情绪行为方面冲动,往往不能保持安静。青少年时期活动过多的症状可逐渐减轻,但情绪冲动表现得比较明显,比如做事情只凭自己兴趣、缺乏思考,别人说话时喜欢不断插话。

(三)病例分析

本病例中的孩子因“发现注意力不集中1年余”来我院就诊。其具体表现如下。①注意力不集中1年余,具体表现为上课注意力不集中,容易走神发呆,不注意听讲,喜欢抠橡皮擦。在做任务或游戏活动中经常难以维持注意力,作业不能按时完成,需家长监督,做作业拖拉,常常以喝水、吃东西、小便等理由中断,做作业时间明显延长。自己的房间凌乱,又不爱收拾,时常找不到自己的玩具和文具。与同学相处尚可。上学经常迟到,经常忘带书本和作业。语文和英语成绩尚可,数学不及格。数学学习困难,存在功能损害。②结合辅助检查《精神障碍诊断与统计手册(第5版)》多动症标准家长访谈:注意力7/9,多动/冲动1/9。③视听整合注意力测试:注意缺陷为主型多动症。控制力商数:听觉107分,视觉80分,综合93分。注意力商数:听觉77分,视觉66分,综合71分。根据病史及辅助检查,初步诊断为注意缺陷为主型多动症。

多动症儿童共患睡眠问题的发生率远远高于普通儿童。本病例中的多动症儿童出现了睡眠问题,所以在治疗多动症时需要关注睡眠问题。儿童睡眠问题严重时也会影响多动症的症状,具体改善睡眠质量的方式可以参考本个案知识点相关内容。

拟选用盐酸托莫西汀胶囊治疗本病例中的多动症。用药前需完善患儿血常规、尿常规、肝功能、肾功能、心电图等检查,便于了解其基本躯体状况,排除用药禁忌,也有助于在治疗中监测药物不良反应及孩子的睡眠问题。对孩子的睡眠问题,口服药物期间应加强行为管理,养成良好的学习和生活习惯。

三 孩子不能长时间安坐

(一)病例呈现

患儿晨晨,男孩,7 岁 2 个月,汉族。

晨晨是一个非常“活泼”的孩子,爸爸妈妈说晨晨从小就好动,干什么事情都是坐一小会儿就坐不下去了。无论在家里、学校还是户外活动时,他都喜欢到处爬。如果家长强制让晨晨安坐,晨晨就找各种各样的理由(如上厕所等)离开座位。并且别人说话时他总是插话,自己说话也是喋喋不休。情绪容易激动,动不动就发脾气。最近一年多晨晨上小学后这种情况更加明显了。虽然他上课能规则坐好,注意力可以集中,但是最近经常对同学做出一些小动作,和同学发生冲突。老师们也屡次向晨晨家长反映他在课堂的表现不好。晨晨爸爸妈妈回想晨晨从小除了多动以外也没有什么异常,3 个月就会翻身,6 个月会坐,1 岁就会走路。但是晨晨多动的表现还是让家长产生了带着晨晨来医院就诊的想法。

经过详细的问诊、体检,医生给晨晨做了以下检查和评估。①视听整合注意力:多动/冲动为主型多动症。控制力商数,综合 52 分。注意力商数,综合 110 分。②执行功能能力:工作记忆能力、定势转换能力、反应抑制能力均落后于正常同龄儿。③《精神障碍诊断与统计手册(第 5 版)》多动症标准家长访谈:注意力 1/9,多动/冲动 7/9。

经过分析检查及评估结果发现如下。

(1)多动/冲动方面:孩子不能安坐,多动、坐不住、规则性差。危险意识较差,喋喋不休,总是打断别人说话,情绪容易激动。

(2)注意力方面:孩子注意力尚可,上课时如果能安坐在座位上,便能集中听讲;在父母的监督下也能快速完成家庭作业。

(3)认知理解方面:孩子认知理解正常,学习成绩尚可,在安静状态下能正确回答别人提出的问题,可以与别人深入对话。

(4)执行力方面:孩子执行功能低下,对反应抑制能力管理欠佳,不能长时间地保持安坐。

再结合评估,初步诊断:多动/冲动为主型多动症。

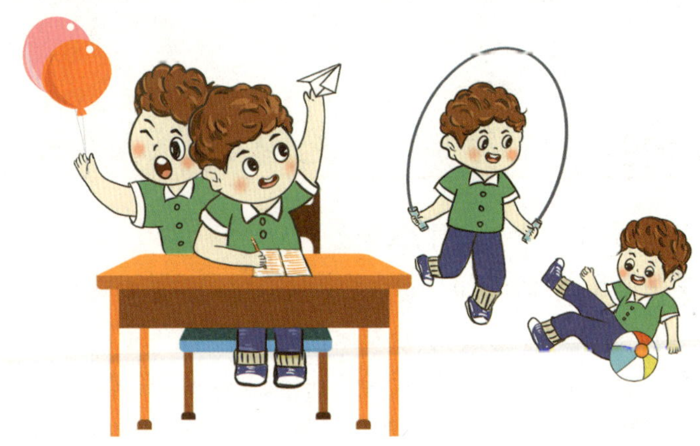

(二)知识点

1. 多动症从何处来?

在这个问题上,我们首先要强调的是,多动症不是孩子的"品性"有问题,而是孩子的脑部神经发育与其他孩子不同。一方面,多动症孩子的大脑发育稍晚,在自控能力和注意力集中能力上弱于同龄孩子;另一方面,多动症孩子脑内接收到的信息无法与噪声信号区分,很难辨别哪个是需要集中关注的、哪个是不需要的,因此会出现注意力分散、多动等行为问题。

那么,孩子又为什么会出现上述神经发育问题呢?现有的理论还不能完全解释,但大量医学研究发现,多动症其实是由多种生物学因素、心理因素和社会因素单独或共同造成的一类病因复杂的疾病。用通俗的话说,孩子患病可能包括先天遗传的因素,也可能是受到后天外界刺激或生活环境的影响。比如怀孕时吸烟、饮酒可能造成儿童脑部发育损伤;家庭和学校教育不当可导致儿童出现心理、行为问题;不良的社会风气也可能会对孩子的心理和生理发育造成影响。

2. 多动/冲动为主型多动症有什么表现?

①手脚常常动个不停或在座位上扭来扭去;②在教室或其他要求坐好的场合,常常擅自离开座位;③常常在不适当的场合过分地跑来跑去或爬上爬下(在青少年或成人可能只有坐立不安的主观感受);④往往不能安静地玩游戏或参加业余活动;⑤常常一刻不停地活动,好像有个机器在驱动他;⑥常常话多;⑦常常别人问话未完即抢着回答;⑧在活动中常常不能耐心地排队等待轮换上场;⑨常常打断或干扰他人(如别人讲话时插嘴或干扰其他儿童游戏)。

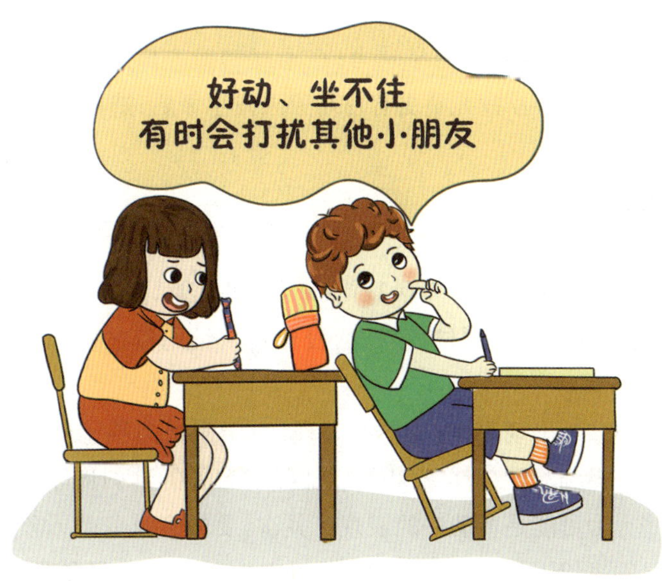

3. 孩子是"顽皮"还是"多动症"?

对于孩子是"顽皮"还是"多动症",可以通过以下几个方面来辨别。

(1)孩子注意力维持时间:一般情况下,5～6 岁的孩子注意力可维持 10～15 分钟。随年龄增长,12 岁以上孩子的注意力可以维持超过 30 分钟。多动症孩子注意力持续时间比同龄孩子短,同时又表现为无意注意亢进,容易被周围的事情影响而分心。

(2)孩子的规则性:活泼好动是孩子的特性,对新鲜事物充满好奇,但是单纯顽皮的孩子在一定的环境下可以自我控制或自我约束；多动症孩子即使在不合适的场合也很难安静下来，无视规则，而且过多的活动是盲目的，没有预定目的。

(3)孩子是否易冲动：多动症儿童易冲动，对不愉快的刺激，哪怕是一些小事都反应过度，做事不计后果，行为看起来像"明知故犯"，却屡教不改，可能出现攻击性行为。

(4)孩子是否有社会交往、学习、家庭功能等方面的损害：在社交方面，顽皮有时可以让孩子成为受欢迎的孩子王，但多动症儿童在情绪控制和社交上往往受到挫折，容易受到同学和同伴的孤立；在学习方面，注意力不集中可能影响多动症儿童的学习成绩或学习能力，一些多动症儿童在低年级时成绩还不错，高年级时却明显吃力；在家庭功能方面，多动症的症状是全天候、不分场合的，多动症儿童更容易与家人发生矛盾，造成家庭氛围紧张。

(三)病例分析

本病例中的孩子年龄为7岁2个月，学龄期儿童，多次就诊，既往未确诊疾病，此次通过综合量表评估、孩子的表现及家长的叙述确诊为多动/冲动为主型多动症。

本病例中孩子出现多动/冲动的表现，由于家属对孩子问题不了解，导致孩子未及时得到治疗。首先，我们要加强对家长的培训指导，使其认识到孩子的哪些行为可能是多动症的表现。其次，要做到家庭的干预。最后，多动症有明显的遗传因素，本病例中的多动症儿童的父亲有多动症病史。父亲因自身患多动症，脾气容易被激怒，更需要控制好自己的情绪，不能让自己的情绪影响到对孩子行为的干预。具体为：①在对孩子的不当行为做出反应之前暂停一下；②给孩子建立反馈；③施加更大、更有力的影响；④在惩罚孩子前给予奖励。

对于本病例多动症儿童，治疗上主要以行为干预、心理治疗以及药物治疗为主，具体方式为口服药物治疗、行为疗法以及维持一周的家长培训。在随后的复诊中可以看出孩子治疗效果尚可，在治疗的过程中需要定期评估、定期调整康复治疗方案，正确的治疗可以帮助孩子减轻症状，快速融入正常的学校生活。

四 孩子总是发脾气

（一）病例呈现

患儿牛牛，男孩，6 岁 10 个月，汉族。

3 年前，妈妈送 3 岁半的牛牛上幼儿园，1 个月后老师向妈妈反映牛牛学东西很快，但是非常多动，不能坐在凳子上 2 分钟以上，因分心常常听不到老师的指令。妈妈带着牛牛来到医院，医生根据牛牛的情况，给予其中成药治疗，并辅以家庭行为治疗，牛牛慢慢能安坐 2 ~ 5 分钟。现在，6 岁半的牛牛上小学一年级了，老师反映其上课不遵守纪律，小动作多，晃动椅子，还常和同学交头接耳，东张西望，接老师的话，会的问题常脱口而出，不能举手等待老师提问。老师把他调到第一排的特殊位置，对其进行批评提醒后有一定效果，但只能坚持很短的时间。放学回家牛牛写作业磨蹭，一会儿想喝水，一会儿想削铅笔，在家长的反复提醒下写作业，常因写作业、日常生活中小事与家长顶嘴，脾气急躁。在日常生活中稍有不顺心的事，情绪波动非常大，甚至哭闹，乱摔东西。父母教育态度不一致，父亲太严，母亲太松。在又一次和妈妈发生冲突后，牛牛摔了自己的文具盒，妈妈只好带牛牛再次到医院就诊。

经过详细的问诊、体检，医生给牛牛做了以下检查和评估。①韦氏儿童智力量表：语言量表 99 分；操作量表 88 分；总智商 93 分。②康纳斯（Conners）儿童行为问卷（父母版）：总分 17 分。

经过分析检查及评估结果发现如下。

（1）多动/冲动方面：上课小动作多，晃动椅子，还常和同学交头接耳，东张西望，老师把他调到第一排的特殊位置、批评提醒有一定效果，但只能坚持 3 ~ 5 分钟。课间活动时爱和同学打闹。遇到想做的事情如果家长不满足，他就哭闹，乱摔东西。

（2）注意力方面：母亲反映其写作业磨蹭，启动困难，在家长的反复要求下他才写作业,遇到困难的题就退缩。

(3)社交方面:有固定的2~3个玩伴,在小区和同龄儿童玩耍时,常因不懂游戏规则,不能长时间玩耍。课间活动时爱和同学打闹,易与同学发生矛盾。

再结合评估,初步诊断:混合型多动症。

(二)知识点

1. 只有多动才是多动症吗?

多动症不只有多动,注意力不集中同样是多动症的主要表现之一,有时甚至比多动更明显。有一些多动症孩子确实表现得非常顽皮吵闹,像装了马达一样静不下来,符合公众心目中对"多动"的定义;还有些多动症孩子脾气不好,总是顶撞老师、家长,容易和同龄人发生冲突矛盾,人际关系紧张;但也有一些多动症孩子相对"安静",似乎只是小动作多、上课无法专心听讲。家长多半不认为这类孩子患有多动症,往往指责他们"不爱学习""浮躁"。由于常被忽略而不去求助专业医生,孩子无法得到正规的医疗帮助。

其实,在长期疾病的影响下,注意力有缺陷的多动症儿童即使努力也很难达到正常孩子的水平,仅凭借一般家庭教育起到的效果有限,持续的外界压力还可能进一步影响儿童的正常成长和心理健康。患有多动症的儿童常以注意力不集中为主要表现,更容易被忽视,也可能面临更多的困难,容易感到焦虑、抑郁,在解决问题上信心不足。

2. 多动症不治疗会有什么后果?

①学习成绩落后:32%~40%的辍学率,只有5%~10%孩子完成大学。②社交能力弱:50%~70%没有或很少朋友,被同伴拒绝或忽略。③家庭关系不佳:常跟家人发生冲突。④婚姻:结婚后夫妻关系不睦,离婚率高。⑤工作:70%~80%工作表现不佳,工作后频繁更换工作,社会经济地位较差。⑥健康:20%~30%抑郁症、18%~25%反社会人格障碍、品行障碍、肥胖。⑦危险行为:偶然受伤率高、不遵守交通规则(闯红灯、超速)、交通事故发生率高、青少年危险性行为(过早发生性行为、不采取避孕措施)、40%早

孕、16%感染性疾病、更多抽烟或服用违禁药物、成年早期可能伴有较高自杀倾向、40% ~50%反社会行为、违法犯罪及被捕风险增高。

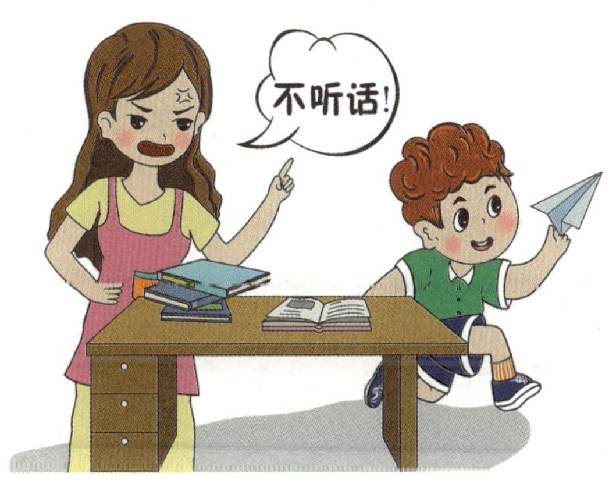

3. 多动症是小孩子才会得的病，长大就会好了吧？

真相是70%孩子的症状会持续到青春期，30%孩子的症状会持续到成人。目前，学者们普遍认为多动症是一种会影响终身的慢性疾病，可能对孩子的学业、职业和社会生活等方面产生广泛的消极影响。

有些家长用自身例子指出：“我的孩子长大后确实好了呀，肯定不像小时候那么好动了。”这样的情况的确存在，但需要注意的是，如果不进行系统治疗，多动症的症状会随着年龄增长而变化，在低年级时多动症儿童可能表现为与年龄不相称的活动过度和注意力不集中；到青少年期多动的症状可能就变得不明显，而主要表现为学习成绩差、情绪问题增多；到成年期还会表现为难以完成分配任务，常常在工作中出现粗心、遗漏、做事虎头蛇尾。在这种发展情况下，看似多动症的孩子不再多动了，但事实上疾病的影响和功能方面的损害仍在持续，甚至可能发展为更严重的后果。

（三）病例分析

本病例中的孩子多动、注意力不集中、爱发脾气，被诊断为混合型多动症。多动症的诊断主要是根据孩子的表现，没有特异性的生物学指标（比如抽血检查、影像学检查）。诊断需要综合详细地了解孩子的发育史、家族史、心理诊断评估。对于儿童或青少年,其目前的临床症状及其在生活的多个方面的严重程度主要是通过父母、老师提供的信息来评估的,应考虑不同生活领域与孩子打交道的多个观察者提供的信息。尽管多动症有明显的核心症状,但大约一半的多动症孩子的神经认知测试结果正常,必须排除智力降低的可能性,有效的智力评估是综合诊断评估的必要组成部分,必须非常仔细地区分多动症的核心症状和表现为品行障碍的多动、坐不住。课余活动中常"恶作剧"、好冲动、精力特别旺盛、活动过度、情绪波动大等,符合多动症(混合型),本例可排除以上鉴别诊断问题。

目前认为,多动症是由多种原因所致的一类综合性疾病,诊断时需要了解其在家庭、学校或工作中的心理-社会能力受损程度。随着年龄的增长,一般青春期以后,孩子多动行为会减少,有些孩子仍有不安静、易激惹、冲动、注意涣散等症状;有的孩子成人后仍保留有此类症状。病例中的这位孩子的家庭教养方式:父母教育态度很不一致,父亲太严,母亲太松,这种家庭教育方式会加重孩子的功能缺陷。多动症是病态,不应歧视,不应打骂,以免加重孩子的精神创伤。我们要理解和接受孩子生病的事实,积极配合医生的治疗。只要坚持治疗,就能够改善孩子的认知、学习、情绪、社会等功能,提高其生活质量。

五 孩子多动、社交互动差

（一）病例呈现

患儿柯柯，男孩，9 岁 6 个月，汉族。

2 年前老师发现柯柯多动、注意力不集中。他上课时经常小动作多，扭来扭去，偶尔会离开座位，喜欢和同学讲话，容易走神。老师对他讲话时，他经常看起来像没有在听。柯柯时常无法进行阅读、绘画等需要安坐的活动。有时未经允许拿同学文具，强行打断别人的对话。柯柯有一个特殊的爱好，背乘法口诀，并且不分场合和地点地独自背诵。柯柯平时精力也十分充沛，时常爬上爬下，整天忙得停不下来。他还丢三落四，时常找不到自己的文具和书本。他晚上做作业拖拉，一会儿要喝水、一会儿要吃东西、一会儿要上厕所，遇到不会的习题时容易逃避、发脾气。他能与别人进行简单对话、背诵古诗、唱儿歌，无法完成 30 以内的加减运算。柯柯的妈妈最近非常着急，就带着孩子来医院就诊。

经过详细的问诊、体检，医生给柯柯做了以下检查和评估。①韦氏儿童智力量表：言语量表 99 分，操作量表 75 分，全量表 85 分。②孤独症儿童行为检查量表（ABC）：感觉 8 分，社会交往 24 分，躯体运动 10 分，语言 8 分，生活自理 21 分，总分 61 分。③视听整合注意力：混合型注意力障碍。

经过分析检查及评估结果发现如下。

（1）注意力方面：写作业时经常不能维持注意力，容易被外界刺激干扰。遇到不会的任务经常逃避、发脾气，容易放弃。自己的玩具和文具不知道收拾，乱扔乱放，丢三落四。父母和老师对其讲话时他经常看起来像没在听。

（2）社交方面：不会与同龄人合作游戏，缺乏社交技巧，与小朋友有争执时，不会恰当表达自己。不会炫耀，不愿意分享，会玩部分假想性游戏，对集体活动缺乏兴趣，规则意识差。

（3）沟通方面：发音清晰，偶尔能发起对话，与人沟通时，常以自我为中心。

(4)局限性、刻板性、重复性行为方面:喜欢背乘法口诀,不分场合和地点地独自背诵。没有物品归属权概念。

再结合评估,初步诊断:①多动症;②孤独症谱系障碍。

(二)知识点

1. 不同年龄段儿童注意力维持时间是多少?

不同年龄段的孩子,因为大脑神经系统发育程度的不同,对一件事情的专注时间也不同。一般来说,2~3岁的孩子,最多能够专注5~10分钟;5~6岁的孩子,大概可以提升到10~15分钟;7~10岁小学中低年级阶段的孩子,大约可以专注15~20分钟,也就是半节课的时间;10~12岁,孩子进入小学高年级,可以专注25~30分钟;12岁之后,孩子已经可以专注一件事情30分钟以上。

这个时间是指孩子从事学习等"费神、费劲"的事情的时间。学习是件"费神、费劲"的事情,它需要孩子主动、持续地注意其并不感兴趣的目标,而看电视、玩新奇的游戏是不需要"费劲"的,主要是被动注意起作用,所以能坚持很久。由此,很多家长认为,孩子能长时间地看电视和玩游戏就不存在注意力问题,其实并不是这样的。

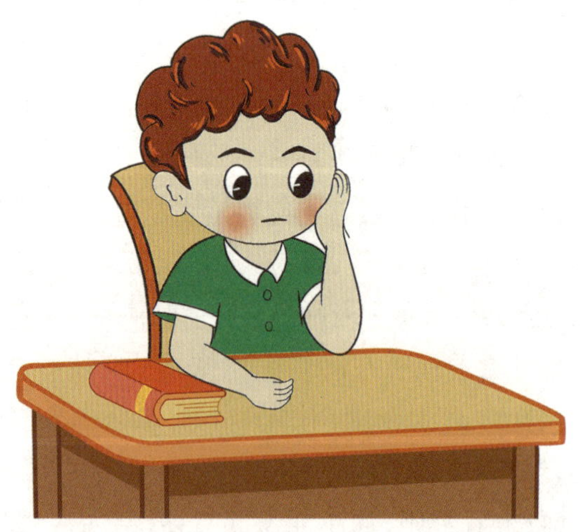

严格来说,注意力集中时间长短受很多因素的影响。同一年龄段的孩子,注意不同的事物,也会有差别。就算是同一个孩子,在不同的环境下,对待不同的事物,注意力集中时间也是不一样的。

一般来说,在良好的教育环境下,3 岁孩子能集中注意力 3 ~5 分钟;4 岁孩子能集中注意力 10 分钟左右,5 ~6 岁孩子能集中注意力 15 分钟左右。(活动大多是这么安排的。)

2. 阿斯佩格综合征的常见表现有哪些?

阿斯佩格综合征属于孤独症谱系障碍,具有与孤独症谱系障碍同样的社会交往障碍,局限的兴趣和重复、刻板的活动方式。在原来的分类上,阿斯佩格综合征与孤独症同属于广泛性发育障碍,现在统称为孤独症谱系障碍。其临床症状如下。

(1)人际交往困难:孩子愿意与人交往,喜欢与同伴玩耍,但是缺乏交往技巧,不理解面部表情、肢体动作等非语言表达的信息,采用的交往方式刻板、生硬、程式化,因此难以形成和维持良好的人际关系。

(2)语言交流困难:尽管孩子的语言发育正常、表达流畅,但是使用语言来进行沟通的能力差,在交谈过程中察言观色的能力差。不关注对方的反应,不管对方对所谈内容是否感兴趣,也不顾及别人的感受。交谈中使用较多的书面语言,咬文嚼字,给人以古板、生硬、夸张的感觉。

(3)行为模式刻板、仪式化,兴趣爱好局限特殊:行为模式刻板、仪式化表现为固执地保持日常活动的程序,如上学必须走相同的路线。若当天的课程有变动、交通堵塞耽误了时间等均会使孩子感到烦躁。也有的孩子每天要吃同样的饭菜,在固定的时间和地点排大小便,定时上床睡觉,只用同样的被子和枕头,入睡时必须将一个手帕盖住眼睛,玩玩具时必须按照自己的意愿排列等。一旦这些活动程序被改变,会表现出焦虑不安、烦躁。

(4)笨拙的运动:除了以上所提到的诊断依据外,还有一个症状是阿斯佩格综合征孩子的相关表现而非诊断依据,即运动发育延迟和运动笨拙。阿斯佩格综合征孩子可能会有运动技能发展落后的个人史,如比同龄人更晚学会骑自行车、接球、开罐头等。他们通常表现为不灵活、步态僵化、姿势古怪、操作技能差,在视觉-运动协调能力方面有显著缺陷。

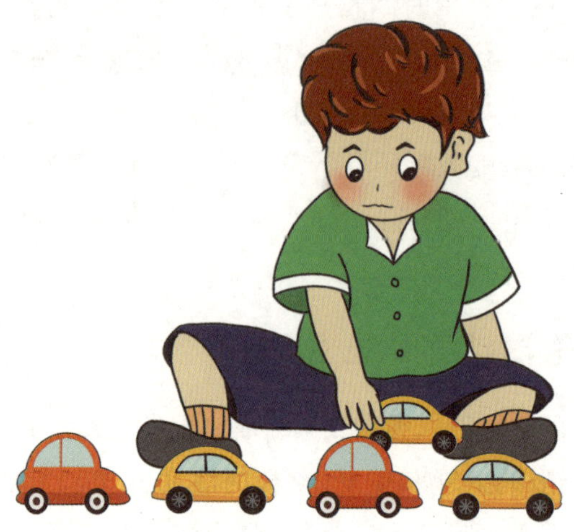

3. 家庭环境会造成哪些不良影响?

在多动症的病因中,家庭环境造成的影响是家长需要格外注意的。儿童的行为与家庭环境密切相关,不好的家庭环境可能对儿童的不良行为产生强化甚至示范作用。家庭关系严重不和睦是导致多动症儿童发生各种不良行为的重要因素。

儿童如果长期生活在父母频繁吵架、相互指责的环境中,精神常常会处于紧张、压抑的状态,容易出现心理障碍和多动症相关的行为问题,或者会加重已有多动症的症状。不当的教育方式也可能是导致多动症的发生、发展的因素。比如父母经常责骂甚至打骂孩子、干涉孩子的活动,就会极大程度地挫伤儿童的自尊心和自信心。儿童在这种教育方式的影响下,会缺乏独立自主性,也容易出现活动过度、注意力不集中和冲动等行为问题。

4. 孤独症的早期行为标志有哪些?

(1)不(少)看:指目光接触异常。孤独症患儿早期即开始表现出对有意义的社交刺激的视觉注视缺乏或减少,对人尤其是人眼部的注视减少。有些孤独症患儿即使可以对话,但是面对面注视仍然不正常。

(2)不(少)应:包括叫名反应和共同注意。幼儿对父母的呼唤声充耳不闻。叫名反应不敏感通常是家长较早发现的孤独症表现之一,也有证据表明叫名反应不敏感不仅可以从正常儿童中识别出孤独症,也可较好地分辨孤独症与其他发育问题的儿童。

(3)不(少)指:即缺乏恰当的肢体动作,无法对感兴趣的东西提出请求。孤独症患儿可能早在12月龄时就表现出肢体动作的使用频率下降,如不会点头表示需要、摇头表示不要、有目的的指向、手势比画等。

(4)不(少)语:多数孤独症患儿存在语言发育延迟,家长关注最多的也往往是儿童语言问题。尽管语言发育延迟并非孤独症诊断的必要条件,其他发育行为障碍也多表现有语言发育延迟,但对于语言发育延迟儿童务必考虑孤独症的可能。

(5)不当:指不恰当的物品使用及相关的感知觉异常:孤独症患儿从12月龄起可能会出现对于物品的不恰当使用,包括旋转、排列以及对物品的持续视觉探索。比如将小汽车排成一排,旋转物品并持续注视等。言语的不当也应该注意,表现为正常语言出现后言语的倒退,难以听懂、重复、无意义的语言。

(三)病例分析

本病例中的孩子因发现多动、注意力不集中2年,社交互动欠佳半年就诊。7岁时其曾无法安坐,现写作业时经常不能维持注意力,容易被外界刺激干扰。遇到不会的任务他经常逃避、发脾气,容易放弃。自己的玩具和文具不知道收拾,乱扔乱放,丢三落四。父母和老师对其讲话时其经常看起来像没在听。其上课经常手脚动个不停或在座位上扭动,规则性较差,时常打断别人的对话,不能等待交谈的顺序,游戏过程中难以等待轮流,未经别人允许,拿别人的物品,影响了社会功能和学习生活。经过综合评估,“①多动症;②孤独症谱系障碍”诊断明确。

根据病史及相关辅助检查,拟选用盐酸哌甲酯治疗孩子多动症,治疗早期可能会出现不良反应,通常较轻微而且短暂。最常见的不良反应是食欲减退、胃痛或头痛、入睡延迟、神经过敏或社交退缩。这些症状大多都能通过调整给药方案得到控制。用药前需完善孩子血常规、尿常规、肝肾功能、心电图等检查,便于了解孩子的基本躯体状况,排除用药禁忌证,也有助于在治疗中监测药物不良反应。口服药物期间应加强行为管理,养成良好的学习和生活习惯。

六 孩子多动、语言表达差

(一)病例呈现

患儿雷雷,男孩,6岁10个月,汉族。

雷雷现在上小学1年级,妈妈带雷雷来就诊时说,老师总跟她反馈说孩子上课的时候坐不住,一会儿离开座位钻桌子下面,一会儿扭来扭去、看东看西,还经常去招惹同学,拉女生的小辫,抢男生的玩具,为此经常被同学们告状。问他事情缘由时,他不能很好地描述事情的前因后果且会因老师的批评发脾气。上课不乱动时又喜欢发呆,需要老师经常提醒他认真听课,且不知道老师讲到了哪里,不能回答课堂问题。

妈妈觉得雷雷挺聪明的,不过孩子的注意力太短暂,玩什么都玩不长,学习更是不行,但只要认真听了,也能掌握大部分的学习内容。从上学前班开始,雷雷做作业就需要看着,字写得乱七八糟,还经常漏题。雷雷不能很好地表达自己的情绪,也不能很好地描述发生过的事情。比如在学校被批评时、与同伴起冲突时,他总是不能说出前因后果的细节问题,常用“不知道”“忘记了”等代替。有时候妈妈跟他说话,觉得他跟没听懂似的,很茫然,需要反复地讲。基本上每次去楼下跟小朋友玩,总会有人向她来告雷雷的状。总之,家长对孩子的管理也很头痛。

经过详细的问诊、体检,医生给雷雷做了以下检查和评估。①韦氏儿童智力量表:言语量表76分,操作量表112分,全量表91分。②视听整合注意力:混合型多动症。③S-S语言评估:语言发育迟缓。④中文版注意缺陷多动障碍SNAP-Ⅳ评定量表(父母版):注意缺陷平均1.78分;多动/冲动平均2.0分;对立违抗平均1.25分。

经过分析检查及评估结果发现如下。

(1)注意力方面:注意力集中时间短,回答问题思维散漫,做作业跳字漏行,常丢三落四,粗心马虎,做事拖沓,容易受外界环境因素干扰。

（2）多动/冲动方面：安坐能力差，上课小动作多，常招惹小朋友，打扰课堂秩序，不服从老师的管教。

（3）语言-认知方面：语言组织和表达能力欠佳，句式简单，流畅度不够，词不达意，书写能力欠佳，不能就一个话题简述细节并展开深入讨论。能背诵简单古诗，不能回答稍复杂的问题。对长句子的理解存在障碍。

（4）其他方面：在诊室东张西望，小动作多，环境意识欠佳，会好奇地问一些幼稚的问题，会对不确定的问题寻求父母的帮助，精细协调能力欠佳，书面作业字迹混乱。

初步诊断：①多动症；②言语和语言障碍。

注意力不集中
小动作多、成绩差
思维散漫、粗心大意
冲动易怒、语言障碍
精细协调能力欠佳
其实我也想做好~~

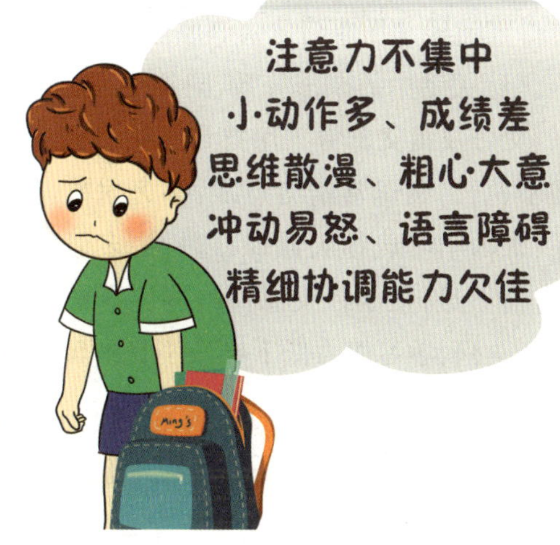

（二）知识点

1. 什么是注意力？

注意力是指人的心理活动指向的能力。人通过"注意"来获取外界信息。信息的获取需要视觉、听觉的整合，注意力通过获取外界信息的通道不同而分为视觉注意力和听觉注意力。此外，注意力还分为有意注意和无意注意。幼儿期的孩子无意注意占优势，随着年龄的增长，其有意注意得到很大的发展。不同年龄段孩子注意力集中的时间不同。

2. 为什么说孩子存在语言障碍?

语言障碍是指在语言表达、理解或应用方面存在困难的一种儿童常见的发育性问题。语言能力的欠缺,可能会引起语言交流、流畅度方面出现问题。同时多数伴有语言词汇量少,语法应用混乱,句子短,语言组织表达能力欠佳,词义理解困难,课文信息提取困难,服从长指令困难等情况,且会对听、读、写等造成损害,进而导致儿童多动、注意力集中欠佳、社交回避、情绪自控能力差等问题。

3. 多动症共患言语障碍会对孩子造成什么影响?

(1)学习能力:孩子常学习效率低下,学习成绩下降,不能学会上课所学知识,上课发呆,父母因辅导其作业而苦恼等原因来就诊。

(2)社交关系:人际关系中的亲子关系、同伴关系、师生关系均容易受到影响。①亲子关系:父母及祖父母常采用打骂等粗暴行为管理孩子,儿童会表现为拒绝服从或不执行,父母常情绪急躁,缺乏耐心,处于焦虑甚至抑郁状态。②同伴关系:常因学习成绩欠佳、问题行为多而不受小朋友欢迎,常因被打骂及否定,自信不足,主动社交意愿减弱。③师生关系:孩子常因不服从管理、自由散漫、闯祸、学习能力低下导致不良的师生关系,并加剧老师与家长的关系恶化。

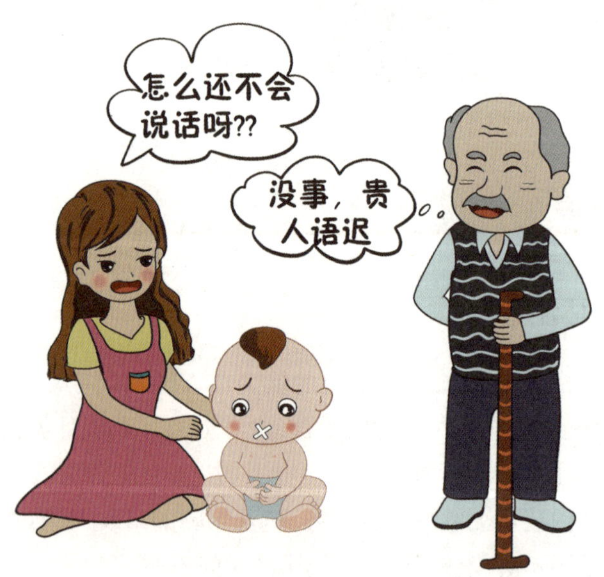

（三）病例分析

本病例中孩子现上小学1年级，多动/冲动及注意缺陷表现明显，社会功能损害明显；孩子自幼有语言发育迟缓病史，现语言组织表达能力欠佳，语句简短，句子表述时有语法错误，词汇量积累不足，对长句子理解及书写有困难。家长以难以管教，学习成绩差来诊，诊断为多动症，言语和语言障碍。

本病例中的孩子自幼多动，安坐能力欠佳。同时孩子伴随语言量少，语言发育迟缓情况，但随着孩子年龄增加，语言发育水平较前改善。家长未带其进行系统评估，不能准确把握孩子语言发展状态，故其落后情况有改善而未痊愈。

现孩子上小学1年级，仍多动，上课藏桌子下面等情况时有发生，小动作多，会打扰课堂秩序，上课常跟不上老师的讲课思路。强制其学习时，其逃避写作业，需要家长督导及辅导，磨蹭、拖沓、发呆，学习成绩中下。孩子常丢三落四，与同伴关系欠佳，语言组织和表达能力欠佳，仅能简单描述学校发生的事情，不能描述细节，不会辩解，逃避回答回忆性问题，发音不清。在其多动/冲动、注意缺陷，语言水平、学习成绩明显落后于同龄儿时，家长在老师的提醒下就诊。

治疗方面，给予孩子药物口服治疗，同时给予其学习能力训练、语言训练，提升孩子的基础能力，改善其多动/冲动及注意缺陷引起的功能损害；给予其言语训练，增加语言储备，提升认知理解及语言组织和表达能力；给予其心理治疗、社交引导训练，改善同伴、亲子及师生关系。给予家长培训，提升家长对多动症的认知水平，教授其多动症相关的家庭干预方法，用正强化的方式，促进良性行为的发生、发展；用结构化的方法进行时间管理；用消退法、示范法等管理孩子的情绪，促进行为规范的建立。同时建立医-教-家相结合的综合管理模式，紧密结合家长、老师对孩子的反馈，并结合相关评估，动态监测孩子能力的改善情况。

定期评估，结合医-教-家的综合反馈，定期调整治疗方案，改善孩子注意缺陷情况，提升其语言组织表达能力，促进社会功能的恢复，进而达到从症状缓解到功能恢复的良性效果。

七 孩子学习成绩差

(一)病例呈现

患儿文文,男孩,7 岁 10 个月,汉族。

文文自 1 岁多会走路之后,就喜欢到处攀爬,不顾危险,经常受伤。刚买的新玩具到手不久就被他拆开弄坏。上幼儿园时,他不能按规则睡午觉,上课过分喧闹,有抢小朋友玩具、推小朋友的行为,让老师很是头痛。1 年前文文上小学后,老师发现文文除了上课小动作多,有随便离开座位的情况,还发现文文在读书时会把“6”读成“9”,或把“d”读成“b”,写字时不是多一横,就是少一竖,或偏旁反写,画图时不是比例大小失调,就是位置安排不当。家长和老师多次纠正后,他仍犯同样的错误。文文考试成绩中等偏下,老师多次反映文文的问题,而且家长在家庭中对管理文文感觉很疲惫,所以来医院寻求帮助。

经过详细的问诊、体检,医生给文文做了以下检查和评估。①视听整合注意力:混合型多动症。②学习能力测试。听觉语言能力:听觉记忆广度达到 7 ~9 岁(7 位),长时记忆达到 6 ~7 岁(3 位),口语表达能力差,阅读能力差,理解能力较差;视知觉能力:视觉分辨失误率达到 19.52% ,净分 21,速度慢,视觉动作统合能力达到 6 岁 2 个月,标准分 85 分。

经过分析检查及评估结果发现如下。

(1)注意力方面:常不能仔细地注意细节,在做功课中出现错误,在听课、阅读的过程中注意力坚持 5 分钟左右。自诉上课时教室外面有动静,如窗外的小鸟、操场上别的班级同学在上体育课,注意力就不知不觉被外界吸引。

(2)多动/冲动方面:会走路之后,其喜欢到处攀爬,不怕危险,经常受伤。任何一件玩具到手之后就要拆开弄坏。常不能按要求排队,不能按时完成测验。

(3)学习困难方面:读书时会把“6”读成“9”,或把“d”读成“b”,写字时不是多一横,就是少一竖,或偏旁反写,画图时不是比例大小失调,就是位置安排不当。

结合孩子的表现及相关检查,诊断:①混合型多动症;②特定学习障碍:阅读、书写。

(二)知识点

1. 什么是特定学习障碍?

特定学习障碍指发生在学龄早期,因注意、记忆、知觉、推理、感觉运动协调等基本心理过程存在障碍,从而在获得和运用听、说、读、写、推理或数学能力方面出现明显困难。特定学习障碍不是由缺乏教育机会、神经系统疾病、视听觉障碍、孤独症谱系障碍或智力障碍等所致,多起源于认知功能缺陷,并以神经发育过程的生物学因素为主要致病因素。根据受损的学习技能分类又分为特定性阅读障碍、特定性拼音障碍、特定性计算技能障碍、混合性学校技能障碍等。

学习效率低 被老师忽视
被父母责骂 被同伴孤立

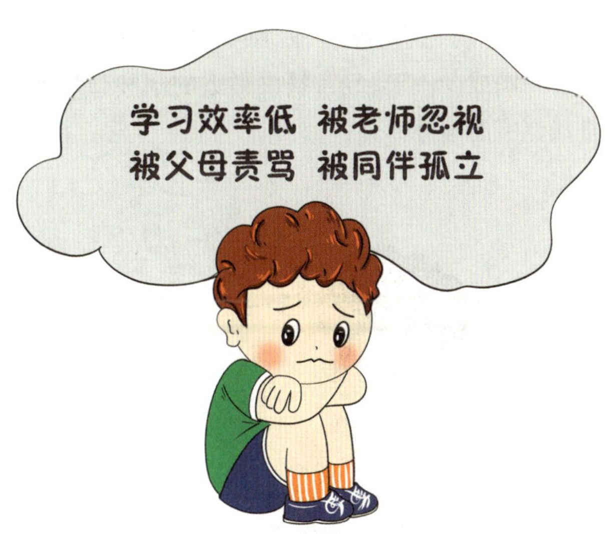

2. 特定学习障碍的早期表现有哪些?

幼儿期多表现为语言学习或使用的困难,如说话迟、口齿不清、构音障碍,语言表达缺乏逻辑性,语言理解能力较弱。计数困难,难以将实物和数字配对,手眼协调差,对涂鸦和手工缺乏兴趣,辨识左右困难,容易混淆相似的图案,动作较为笨拙。

3. 什么是阅读障碍? 阅读障碍有什么表现?

阅读障碍简单说来是大脑综合处理视觉和听觉信息不能协调而引起的一种阅读和拼写障碍症,是指儿童在阅读时虽然拥有正常的词汇量,能够正常进行字词的解码,但在语篇理解上存在严重落后的情况,且这种落后并不是由智力落后、器质性损伤或情绪问题导致的。阅读障碍的儿童一般会在语文阅读理解题目、写作能力、数学应用题上出现困难。阅读的时候,读错、漏读及跳读是常有的事,即便每一个字都认识,也很难在脑子里把这些字连成句子、读懂它们的意思,这些都是典型的阅读障碍的表现。具体表现如下。

(1)阅读方面:朗读时增字或减字;朗读时不按字阅读,而是随意按照自己的想法阅读;听写成绩很差;阅读速度慢;书面表达自己的意思非常困难,抄写速度慢。

(2)识字方面:认字与记字困难重重,刚学过的字一会儿就忘记;错别字连篇,写字经常多一画或少一笔;经常搞混形近的字和(或)音近的字;学习拼音困难;经常颠倒字的偏旁部首。

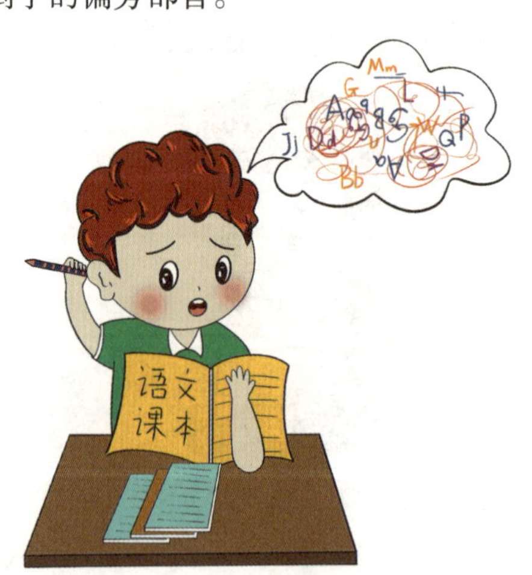

4. 书写障碍有什么表现?

书写障碍是指学龄儿童在书写上存在严重缺陷的现象。书写障碍的孩子书写很混乱,还经常出现镜像反应。其不仅书写困难,看图写话也很困难。对于多数学生而言,书写是一种自动化的反应。有书写障碍的学生想要具备精熟的写字技巧是相当困难的。他们的书写质量、速度、流畅性等都较差,书写潦草,抄写常常错误,偏旁部首的位置颠倒,缺笔少画,无法控制用笔力度,字间距不一致,大小不一致。

5. 多动症孩子在写作业时会出现哪些表现?

(1)注意力不集中:“虽然眼睛看着作业,但脑子想的是星辰和大海。”注意力不集中是多动症的核心症状,常常导致孩子写作业时分心。比如在位置上坐立不安,无法安静,玩玩这个,逗逗那个,或者看着窗外神游,导致写作业时间严重被拉长。

(2)执行能力不足:作业无法按质、按量完成,对家长的嘱咐转头就忘;或者磨磨蹭蹭半天都没写一个字,或者东一榔头西一棒子,结果哪边都没做好。实际上,孩子也希望能够好好地做,但就是没有头绪,不知道如何执行。

(3)无条理,组织计划能力差:学习任务难以推进。“我的作业本又去哪儿了?”孩子的组织能力不仅表现在毫无计划,难以推进学习任务,还有杂乱无章的笔记、试卷和书本。大半天过去了,其只顾着思考自己要做什么以及找作业本,实际作业一个字也没写。

(4)冲动、急躁:“我已经写了十分钟了,为什么作业还剩这么多?”这将导致有些孩子做作业求快不求质,敷衍了事,不管正确与否,只为快点做完作业。半个小时的题,孩子三分钟就能搞定,选择题或许更快,这些症状都会严重干扰孩子的正常学习,导致其学习成绩下降,让其长期自信心不足,影响孩子的心理健康发育。

(三)病例分析

本病例中的孩子为慢性、持续性病程,病史超过1年。临床症状:①自幼注意力易分散,注意力集中时间较同龄儿短暂,做事粗心,上课好像没有在听，常弄丢自己的文具；②自幼活动量大，上课时在座位上小动作多，大人说话时“插嘴”，在团体活动时，很难轮流等待；③该孩子无其他品行问题，无智力低下，学习成绩中等偏下；④孩子朗读时增字或减字，阅读速度慢，书面表达自己的意思非常困难，抄写速度慢，写字经常多一画或少一笔，经常颠倒字的偏旁和部首；⑤神经系统检查无异常发现；⑥智力在正常范围，头颅磁共振未见明显异常。本例孩子的诊断应考虑：多动症、特定学习障碍。该孩子伴有学习成绩低下，有明显的阅读、书写障碍，根据其学习技能缺陷的特殊表现，在诊断多动症的同时，并列诊断为特定学习障碍。

药物选用神经兴奋剂盐酸哌甲酯缓释片 18 毫克/天，晨起服药，饭后或与饭同服可以减少胃肠道反应。使用兴奋剂并加上特殊教育辅助来治疗多动症伴有学习障碍的孩子，效果是最显著的。兴奋剂可帮助阅读障碍的孩子提高工作记忆，帮助他们在考试、计算时展现较好状态。

除了药物治疗外，本病例中孩子还需要特殊教育的配合。根据孩子及家庭情况，家长接受有关儿童行为矫正的培训，掌握基本行为矫正方法，进而对孩子不良行为进行干预。培训的内容包括行为治疗中的奖赏、消退、惩罚以及日常行为管理等。家长每天对孩子的小动作、上课是否走神、是否爱发脾气、完成作业时间、睡眠时间、网络使用时间等进行记录，每两周复诊时将记录内容反馈至医生。医生结合家长记录内容对家长的疑问进行相关指导。同时配合功能训练提高孩子的学习能力。定期评估是优化治疗的基础，医院、父母、学校的结合对孩子长期规范治疗及提高其依从性至关重要。

八 孩子规则性差、有眨眼伴清嗓子动作

（一）病例呈现

患儿轩轩，男孩，9岁2个月，汉族。

9岁的轩轩现在非常苦恼、自责，到底是为什么呢？原来轩轩在上小学之前一直都是非常优秀的孩子，幼儿园及学前班的老师对轩轩的表现都十分满意。然而上小学以后，轩轩的老师就反映其上课注意力不集中，完成作业时常常粗心大意，错误频出。在户外玩耍时危险意识较差，很难接受等待，喋喋不休，情绪容易激动，爱发脾气。遇到挫折喜欢逃避，推卸责任，容易和同学产生冲突，由于孩子的种种表现，家长总觉得轩轩是故意“调皮捣乱”，就对轩轩进行责备甚至体罚，并未带轩轩到医院就诊。然而轩轩多动、注意力不集中的表现不仅没有改善，并且在1年前轩轩出现不自主地眨眼，刚开始表现轻微，这1个月来眨眼加重，伴耸肩、清嗓子，紧张时加重。轩轩对爸爸妈妈说，自己控制不住这些小动作，这时候家长开始重视起来。起初家长以为轩轩眨眼是眼睛不舒服，至某医院眼科就诊，提示眼睛未见明显异常，眼科医生考虑可能为“抽动障碍”，建议至相关专业科室就诊。

经过详细的问诊、体检，医生给轩轩做了以下检查和评估。①韦氏儿童智力量表：总分92分。②视听整合注意力：混合型多动症。③耶鲁大体抽动严重程度量表：48分。

经过分析检查及评估结果发现如下。

（1）注意力方面：老师反映孩子上课注意力不集中，完成作业时常常粗心大意，错误频出。

（2）多动/冲动方面：在户外玩耍时危险意识较差，很难接受等待，喋喋不休，情绪容易激动，爱发脾气。

（3）抽动方面：孩子出现不自主地眨眼，紧张时加重，起初比较轻微，后逐渐加重，近1个月来眨眼明显加重，每日10余次，伴耸肩、清嗓子。

(4)认知方面:孩子认知理解能力正常,进入诊室后能切题,理解力及言语表达好。承认自己上课时有走神的情况,执行能力差,学习记忆能力不够,反应较慢。自我评价差,觉得别人都在针对他,容易产生抵触情绪。

结合孩子的表现及相关检查,诊断:①混合型多动症;②抽动障碍。

(二)知识点

1.什么是抽动障碍?

抽动障碍是一种起病于儿童和青少年时期,以快速、不自主、突发、重复、非节律性、刻板、单一或多部位肌肉运动抽动和(或)发声抽动为特点的一种复杂的慢性神经精神障碍。

2.抽动障碍的主要表现是什么?

根据表现,抽动障碍分三种类型:短暂性抽动障碍、慢性运动或发声抽动障碍、抽动秽语综合征。其具体类型及表现形式如下。

(1)短暂性抽动障碍:又称抽动症或一过性抽动障碍,常3岁后起病,4~7岁最为常见。此型是最为常见且较轻的一型,表现为简单的运动抽动。首发部位常为面部某肌群,首发症状为面部五官的交替抽动,如挤眼、皱眉、噘嘴、咬唇、摆头、引颈、耸肩等;少数表现为简单的发声抽动,如清嗓、咳嗽、吼叫、发出"啊""呀"的哼哼声,开始时声音小而不被注意。本型症状较轻,治疗效果较好。

(2)慢性运动或发声抽动障碍:临床表现符合抽动障碍的一般特征,可以有简单的运动抽动和复杂的运动抽动,或仅仅出现发声抽动,而且症状累及广泛,除面部、颈项、肩部肌群外,常累及上下肢、躯干。症状发生频繁,并且持久,病程往往超过1年。有少数仅表现为单纯慢性发声抽动。本类型症状重,对孩子学习、生活影响较大。治疗效果较前类型差,而且不易完全控制。

(3)抽动秽语综合征:症状表现常从面部肌肉轻微抽动开始,渐渐波及颈、肩、上下肢、躯干等部位,伴随秽语、重复语言、模仿语言、唠叨等。症状大多表现频繁、力度大,对孩子身心健康影响较大。约有半数孩子伴有活动过度、注意缺陷、任性冲动、学习困难和其他形式的情绪紊乱。本症为缓慢病程，症状时好时坏，并且时常交替出现。经治疗，多数病例症状可改善，但治愈较困难。

3. 为什么孩子既得了多动症，又得了抽动障碍？

多动症的孩子大约20%共患抽动障碍，而在抽动障碍的孩子中约50%共患多动症。这两种疾病共患在临床上是非常常见的，可能与这两种疾病都与大脑基底核区病变有关。

4. 如何早期识别抽动障碍？

孩子出现抽动障碍时，大多是从短暂性抽动障碍开始，逐渐发展至发声抽动或运动抽动，并且注意缺陷多动障碍的孩子合并抽动障碍的概率比正常孩子高。家长在早期要密切注意短暂性抽动障碍的表现，如挤眼、皱眉、噘嘴、咬唇、摆头、引颈、耸肩等，并且孩子无法自我控制自己。

（三）病例分析

本例孩子年龄为9岁2个月，男孩，属于学龄期儿童，首次就诊，多种量表评估结果提示孩子存在混合型多动症，既有注意缺陷（表现为上课注意力不集中，容易分心），又存在多动/冲动（表现为容易找借口离开座位，喜欢插嘴打断别人说话）情况。同时孩子存在抽动障碍（有眨眼、耸肩、清嗓子等肌肉不自主的运动抽动），这些症状与母亲描述孩子的问题一致。

本病例中孩子注意力不集中，多动/冲动，且由于家属对孩子问题不了解，常对孩子进行责备甚至打骂，导致孩子心理负担加重，负面情绪增加。这也可能是引起孩子共患抽动障碍的外界环境因素。所以加强家长培训指导，对家长进行多动症知识的科普十分重要。另外，多动症孩子可能存在相关感觉功能失调，必要时需要进行感觉综合能力评估。

对于该病例中孩子的抽动症状，孩子的居室环境除了要注意开窗通风，设置适宜湿度、适宜温度以外，最重要的是要求环境安静，减少噪声（是一种公害、频率高低不一、振动节律不齐、难听的声音）。过强的噪声会打乱人体的大脑皮质兴奋与抑制的平衡，影响神经系统正常的生理功能。少让孩子玩电子游戏,避免观看一些惊险、恐怖的影片或电视节目。武打片或枪战片要少看或不看,以避免精神过度紧张而诱发抽动加重。

对于本病例中孩子多动症共患抽动障碍,两种疾病都影响孩子的生活状态和执行功能,需要同时进行治疗,治疗上主要以行为干预、心理治疗以及药物治疗为主。药物不适宜选用盐酸哌甲酯缓释片等神经兴奋剂,主要选用可乐定透皮贴及盐酸托莫西汀胶囊等进行治疗。行为疗法主要以强化为主,同时配合心理治疗。必要时可以选用中医疗法及电子生物反馈等物理因子治疗。

九 孩子注意力不集中、不愿上学

(一)病例呈现

患儿娜娜,女性,12 岁,汉族。

"我们家娜娜从 5 年级时开始,上课总跑神,容易受到教室内其他同学的动作和声音的影响,小动作多,上课喜欢抠橡皮等文具,经常打扰周围同学。老师还跟我说娜娜在学校参加集体活动时经常不遵守规则,与同学发生冲突。在家写作业时也是经常走神,以身体不舒服来逃避任务,需要我监督才能完成作业。有时她还会顶撞我,甚至还发脾气、摔东西,丢三落四,经常找不到文具。"一位妈妈从进诊室就不停地诉说孩子的情况。在此期间,娜娜有几次都想打断妈妈的话,但是都被妈妈强行制止。医生轻轻安慰娜娜说:"妈妈说的不一定准,一会儿你补充,以你说的为准。"后面询问了娜娜得知她上课大部分能听懂,有时有离开座位的想法,但是现在还能控制;之前成绩尚可,语文阅读能力欠佳,喜欢上英语课;想上学,也想和同学们玩,但是有时候控制不住自己。

经过详细的问诊、体检,医生给娜娜做了以下检查和评估。①韦氏儿童智力量表:言语量表 100 分、操作量表 118 分、全量表 109 分。②中文版注意缺陷 SNAP-Ⅳ评定量表(父母版):注意缺陷平均 1.67 分,多动/冲动平均 1.56 分。

经过分析检查及评估结果发现如下。

(1)注意力方面:患儿在教室听课时集中注意力的时间短暂,容易受到其他外界的影响,注意力不佳,小动作多,在家写作业需要监督等。

(2)多动/冲动方面:不守规则,总是找借口逃避任务,有时甚至顶撞父母、摔东西等。

(3)其他方面:成绩下降。

初步诊断:混合型多动症。

在进行了2周药物联合心理行为治疗后复诊时，家长诉孩子近一周出现厌学情绪，早晨不想起床，总以自己身体不舒服为理由向学校请假。在家学习时其仍然注意力不集中，小动作多。家长对其进行言语教育时，她要么爱答不理，要么就发脾气。学校老师反映孩子近期上课较前安静，但仍注意力不集中，虽然不打扰其他同学了，但是也不爱举手发言和参与集体活动了。在与孩子的交流过程中，孩子自诉近期被同学孤立、欺负，因此不想上学，一想到要上学、要写作业，肚子就不舒服，就心烦意乱，就更想来回走动，无法安心坐下来。自己也知道这样不对，但是不知道怎么解决。继续深入挖掘后得知，有一天她上课举手回答问题时没有答上来，班里很多同学因此笑话她，说她是个“怪人”。

综合考虑孩子目前可能存在焦虑和抑郁情绪，医生当天对其进行了心理评估，结果显示儿童焦虑性情绪障碍筛查量表30分，存在焦虑；儿童抑郁障碍自评量表18分，存在抑郁。精神科医生对其进行了精神查体。综合既往病史、评估结果和精神查体情况，考虑孩子目前存在焦虑和抑郁的情绪。

修改诊断：①混合型多动症；②情绪问题。

（二）知识点

1. 多动症孩子出现焦虑症状的常见表现有哪些？

儿童焦虑的症状具有多面性，且不典型，家长和医生不仅要从情绪和认知方面寻找线索，更要从躯体和行为表现中寻找线索。当出现以下症状时，家长和医生要注意孩子目前是否存在焦虑倾向，包括：情绪方面表现出与现实不相符的过分担心和害怕；行为方面表现出烦躁、回避、退缩、紧张、违抗、攻击等；躯体方面出现各种心悸、头晕、疼痛、呼吸困难、睡眠障碍、消化道症状等，且检查后未发现器质性病变；认知方面表现出注意力不集中，反复诉说担心或提问以寻求保证。

2. 多动症孩子出现抑郁症状的常见表现有哪些？

学习问题突显、爱哭、易激惹、好争辩、攻击、缺乏动力、兴趣减退、感觉无聊、不活跃或过度好动、集中注意力或静坐困难、学习成绩下降、自我评价消极、难以入睡或嗜睡。当出现以上症状时,家长和医生要注意目前孩子是否存在抑郁症状。有些孩子还可能出现谈论死亡,出现自伤、自杀观念,甚至出现自伤、自杀行为,所以家长一定要提高警惕,发现苗头及时就诊。此外,当多动症孩子出现抑郁症状后,还可能出现一段时间的情绪高涨,有些家长误以为孩子没事了,但其实,这种情绪不稳同样需要关注。当孩子出现过分兴奋、发脾气、冲动、自我评价过高、兴趣增多但又很快失去兴趣、话多、语速快、睡眠需求减少等情况时,需要考虑孩子目前是否出现躁狂发作,要及时到专业机构就诊。

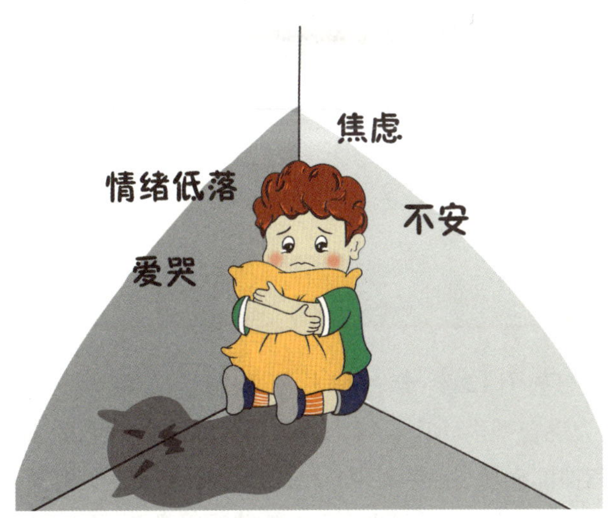

3. 与普通孩子相比,多动症孩子有哪些特点?

①自控能力更差,执行能力更弱;②社交和情绪管理方面更不成熟;③更加敏感,社交和学习上的不足会让他们更加自卑;④多动症青少年同样渴望独立,但现实是他们可能还不具备承担责任和独立的能力,父母此时的管教会让他们更加叛逆。

当青春期遇到多动症,家长面临的挑战更大。无论如何,我们首先要明白,对青春期的孩子态度越严厉,他可能越不配合,家长应该用温和、幽默、平等的态度对待孩子。

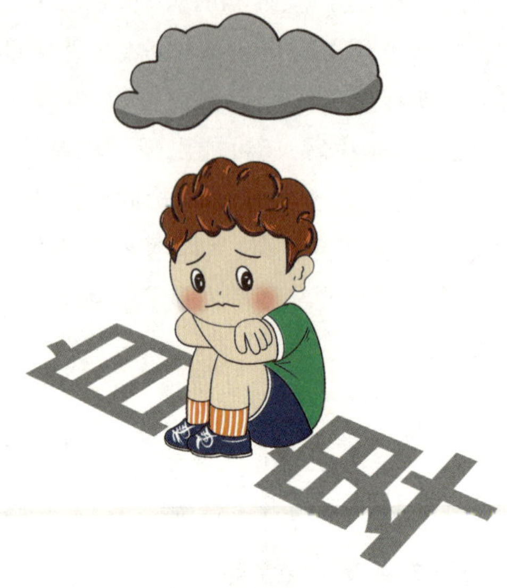

(三)病例分析

本病例中的孩子 12 岁，经过病史采集、临床访谈、辅助检查、心理评估后，初步诊断为混合型多动症。给予药物治疗联合心理行为治疗 2 周后，孩子出现焦虑和抑郁症状，主要表现：厌学，早晨不想起床，对父母爱答不理，经常发脾气；上课较前安静，独来独往，感觉被同学孤立、欺负，一想到要上学、要写作业，肚子就不舒服，经常心烦意乱，无法安心坐下。这些症状均提示孩子可能出现了情绪问题，家长警惕性较高，发现及时并告诉医生，医生在深入挖掘相关症状并进行精神查体和心理评估后，考虑孩子目前处于焦虑和抑郁状态，及时追加诊断并优化治疗方案，坚持药物联合心理行为治疗后，多动症和情绪问题均得以控制。

多动症在学龄期儿童的患病率较高。该病病因复杂，约有 2/3 的患儿可能共患其他精神障碍，其中焦虑和抑郁较为常见。儿童期焦虑和抑郁的表现多不典型，家长和医生不仅要从情绪和认知方面寻找线索，更要从躯体和行为表现中寻找线索。

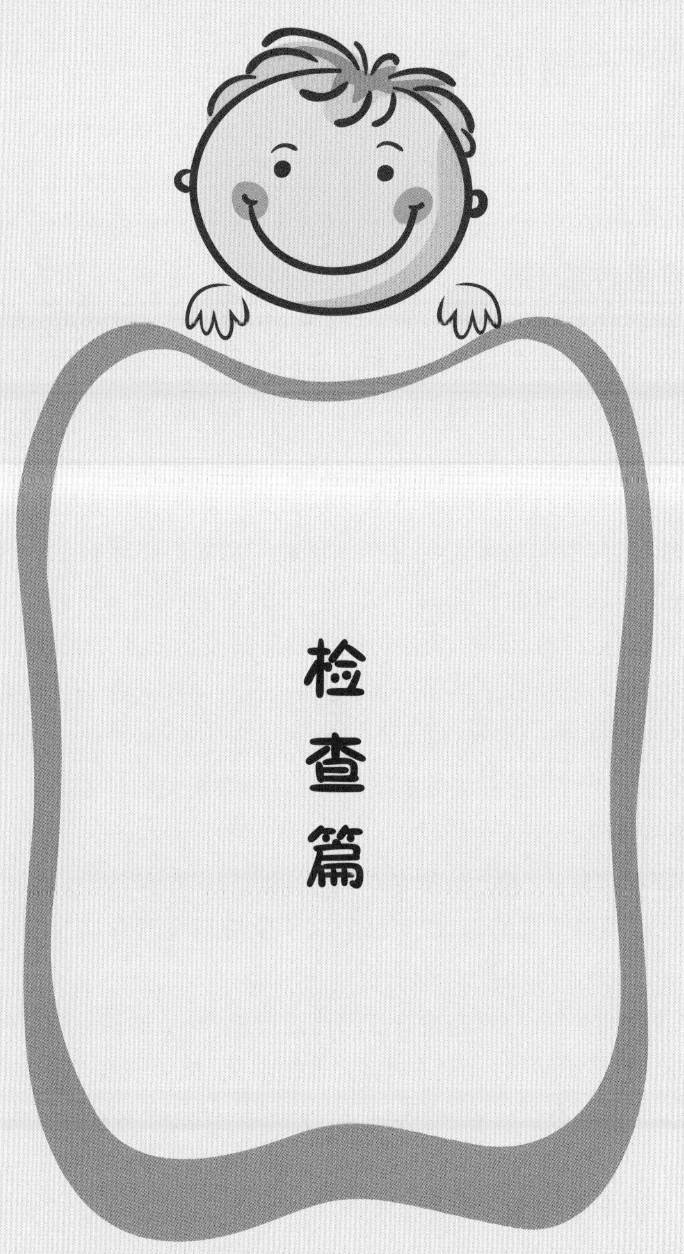

检查篇

一 一般检查

(一)检查性交谈

检查性交谈是医生与多动症孩子之间有目的的交谈，其目的是收集孩子的临床情况，了解孩子的心理状况，为诊断提供依据，为多动症的治疗制定方案。

除家属对孩子行为的描述外，6 岁以上的儿童对自己情况的描述也具有特别的意义。交谈前临床医生应熟练掌握多动症的临床症状，了解不同类型多动症的表现及可能存在的社交、学习、情绪等问题及共患病的可能，做到有的放矢。同时临床医生要根据孩子的年龄及认知水平调整自己的提问方式、态度及语调，使孩子感到亲切、温和、安定，易于表达自己的想法，但医生不宜过度引导。

检查性交谈可用于多动症症状的评估、排除相关精神障碍、了解孩子的情感及情绪体验。

(1)多动症症状的评估：根据家属提供的病史相关内容，医生与孩子进行交谈，了解其对问题的态度、想法。对于学龄期及青春期儿童，还要关注其家庭、社交、学业成就等相关内容。

(2)排除相关精神障碍：检查性交谈过程中，要了解孩子的精神状态，判断其是否有答非所问、目光对视短暂、思维混乱、抑郁或焦虑情绪等相关症状，判断其是否患有孤独症、抑郁症、精神分裂、双相情感障碍等相关的精神症状。

(3)了解孩子的情感及情绪体验：儿童心理发展易被家长忽视，在交谈中，医生要询问孩子是否在生活过程中体验到较多的负性评价，从而引起孩子的某些对抗、反社会行为及性相关的行为问题；是否存在长期的焦虑、抑郁、恐慌、愤怒等情绪障碍。大龄儿童个人叙述的内心体验常常是比较可靠的。

(二)行为观察

在进行检查性交谈的同时,医生要观察儿童的行为表现,了解儿童的一般情况,如生长发育、衣着打扮、生活自理能力水平与生理年龄是否相符,儿童的气质表现是否有害羞、紧张、执拗、哭闹、自伤、攻击等。同时在交谈中观察儿童的认知、注意力、记忆力、语言理解及思维表达是否存在与同龄儿不相符的情况。儿童的情绪活动波动是否适宜,有无刻板、强迫、烦躁不安、焦虑、兴奋等异常行为。相关行为观察的内容均需进行记录。

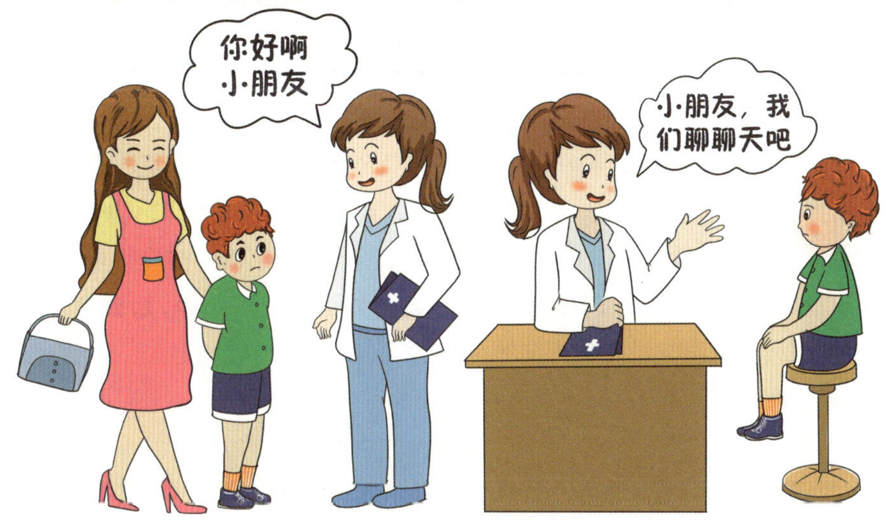

对于孩子在检查性交谈及行为观察记录涉及的相关内容中,孩子若不愿让父母知道的,临床接诊医生应根据问题的严重程度,给予相应的承诺,非严重问题可不反馈给家长。若问题严重,医生反馈给家长时要告知家长根据问题情况进行相关处理,但不能惩罚孩子,以免影响自己与孩子信任关系的建立。

(三)系统检查

要注意完善与多动症相关的系统检查,包括身高、体重、呼吸、脉率、血常规、肝肾功能、甲状腺功能、微量元素、心电图、听力检查等常规检查。

检查前注意事项有以下两个方面:第一,要保持情绪的稳定,在抽血之前尽量保持充足的睡眠。第二,在抽血之前的前一天晚上清淡饮食,在抽血的当天要求空腹。检查目的:①排除相关体格异常引起的继发性多动等问题;②了解儿童的基本躯体状况,排除用药禁忌;③监测药物治疗过程中可能引起的不良反应。

(四)脑电图及事件相关电位

半数以上的多动症孩子存在脑电图的异常,但多为轻、中度的异常。若儿童存在高热惊厥史、癫痫病史、癫痫病家族史,需给予相关检查,排除异常脑电波如尖波、尖棘波、尖慢综合波等异常脑电波,排除癫痫。对使用中枢兴奋剂前进行的脑电图检查,尤其要避免药物诱发的癫痫发作。

事件相关电位是近年来应用于多动症研究较多的检查手段。研究显示多动症孩子的额部和颞部异常放电较多,常出现 α 波能量分布不集中,α 波左右脑不对称等情况,但这些检查在个体诊断中的作用尚有待进一步探究。

检查前注意事项:脑电图检查前一天需要把头发洗干净,如头发太厚,需要理发,避免影响设备和头皮的接触。

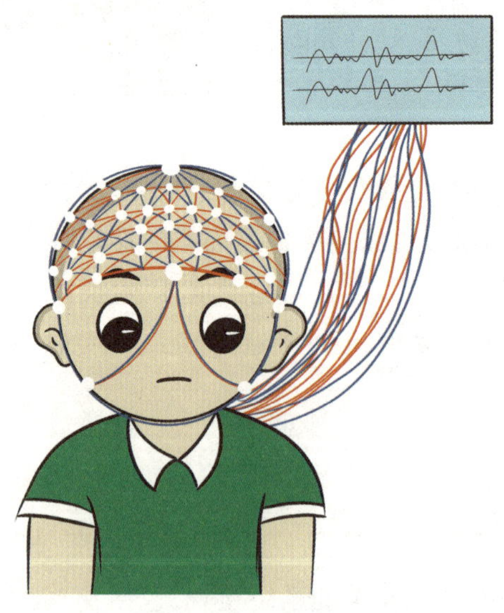

（五）脑影像学检查

若共患癫痫、智力障碍、抽动障碍等，需行脑部影像学检查，如 CT、MRI 等，以排除器质性疾病。

（六）知识点

初次就诊前，家长应该做哪些准备？

有些家长认为，只要带着孩子去专业的医院，用医学仪器扫描检测一下，就能确定孩子究竟是不是多动症了，不需要特别准备什么，但其实并非如此。多动症是一种比较复杂的儿童行为问题，医生在根据孩子生理指标、影像学检查排除其他疾病后，需要根据孩子在家中和学校的日常表现，以及相关行为能力出现的问题（如孩子在人际交往、学习等方面遇到困难）才可以进行诊断。因此，医生掌握孩子的信息越多，针对孩子症状的诊断越准确。医生需要了解的方面可包括：儿童近半年的行为表现、发育史、成长经历、家庭环境、健康情况和疾病史等。

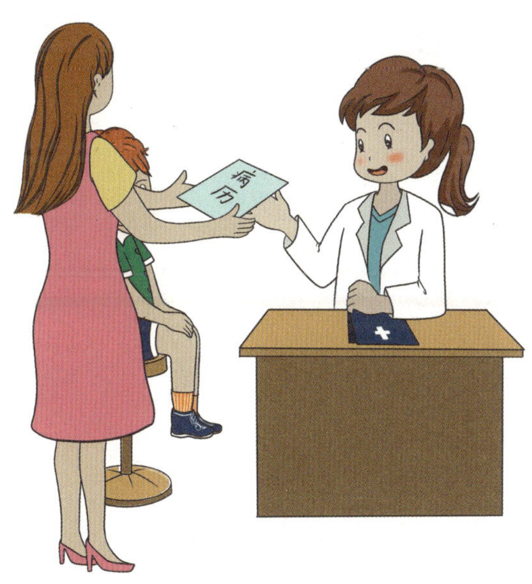

但是，儿童往往无法像成年人一样清晰表述、回忆自己的情况，因此需要家长在就诊前，整理归纳儿童目前出现的问题，收集教师和相应时间中监护人的评价；同时需回忆孩子的成长经历，包括发育成长过程、出现异常表现的时间、是否曾经患有重大疾病、是否曾受到脑部外伤等，准备好孩子从小到大的病历册、就诊记录、发育表，并携带以上整理笔记、相关档案记录和孩子有效证件前往医院。

二 多动症相关评定

多动症相关评定是辅助诊断多动症的重要依据。通过评定,医生可了解孩子不同维度的相关表现,包括智力及相关认知评定、注意力和多动症状及其严重程度评估、社会功能损害及其严重程度评估、共患病相关评估等。

(一)智力及相关认知评定

采用韦氏儿童智力量表、格塞尔发展测验、雷文智力测验等,评定孩子的智力水平,了解孩子智力的发展是否均衡。

(1)韦氏智力量表:是一个普遍用于全世界而广受重视的评估量表。量表的个别分部测验亦可测试某些独特能力。本量表可用于4岁以上儿童青少年的智力评定。

(2)格塞尔发展测验:以正常儿童的行为模式为标准,鉴定、评价观察到的行为模式。以发育年龄、发育商表示儿童的发育水平,作为判断儿童神经系统完善性和功能成熟度的手段。可用作0~6岁儿童的智力评定。

(3)雷文智力测验:主要通过图形的辨别、组合、系列关系等测量人的智力水平。它的主要特点是适用年龄范围宽,测验对象不受文化、种族、语言的限制,并且可以用于一些生理缺陷者,如用于聋哑儿童、文盲。

(二)注意力及学习能力相关评定

注意力及学习能力相关评定:包括持续性注意测验、划消测验、语言能力评估、记忆力评估、认知灵活性评估、抑制控制能力评估、情绪识别能力评估等,用以评定儿童注意力、执行能力、冲动行为控制能力等。

(1)持续性注意测验:是一系列的刺激(数字或字符)在计算机显示器上

快速呈现，要求孩子对目标进行反应，观察孩子的错误数、遗漏数，用来反映被试的冲动性。测验方法包括视听整合持续操作、注意力变量测验等。①视听整合持续操作适用于对6岁以上儿童多动症的症状进行量化评定。视听整合持续操作同时将符合多动症诊断依剧的儿童分为3型：注意缺陷为主型、多动/冲动型、混合型。②注意力变量测验采用的是简单图形做刺激，是一种对多动症进行诊断和疗效判定的客观方法，不受语言和文化的影响；同时，注意力变量测验对药物的加量和减量反应敏感，可以用来确定最佳用药剂量。

(2)划消测验：用来测量孩子在完成作业时的正确性和速度。其具体方式为：事先规定某种符号(例如，数字3)为目标，然后给孩子一张排列着各种符号的表，要求孩子迅速、准确地找到规定符号(数字3)并划去。系统记录孩子完成划消任务的时间、划消个数、漏划个数、错划个数，从而评估注意稳定性。

(三)多动行为和社会功能相关评估

多动行为和社会功能相关的评估方法主要包括以下几种。

(1)中文版注意缺陷多动障碍SNAP-Ⅳ评定量表：主要用于6～18岁儿童青少年多动症的筛查、辅助诊断以及治疗疗效与症状改善程度的评估，被广泛应用于多动症症状评定、疗效判断、遗传学研究等临床实践中。

(2)康纳斯(Conners)儿童行为问卷(父母版)：是目前筛查儿童行为问题广泛使用的量表之一，特别是多动表现，适用于对6～17岁的青少年进行多动症以及其他行为问题的筛查。

(3)Weiss功能缺陷评定量表：由父母填写，主要是孩子社会功能的评定指标。

(4)范德比尔特多动症评定量表：目前在世界上是专业的注意力和多动方面的测评表格。该量表可在注意缺陷为主型、多动/冲动为主型、混合型、对立违抗性障碍、行为约束、焦虑/抑郁、学习及人际关系这七个方面对孩子进行专业评估。

(5)儿童行为量表：主要适用于4～16岁的儿童，是一种评定儿童广谱的行为和情绪问题及社会能力的量表。该量表用于评估儿童多动症、对立违抗性障碍、品行障碍、焦虑障碍、抑郁障碍及其共患病。

(6)长处和困难问卷:是一个简明的行为筛查问卷,分家长、老师和学生自评3个版本,分别由家长、老师和学生评定。用于评估儿童青少年的行为和情绪问题。

(四)知识点

医生“凭什么”说我的孩子是多动症?

多动症是一种慢性神经发育性疾病,需要得到正规的临床诊断和治疗。通过观察孩子的平常表现,有些家长担心自己的孩子患有多动症,但又不知道是否符合诊断标准。家长可能存在以下疑问:“到了医院,多动症和注意力不集中能通过拍片子或者化验查出来吗?医生怎么判断孩子是不是得病了呢?”而且在一些特殊时期,家长不能直接带孩子到医院面诊,需要在线上进行远程就诊,更是对医生需要得知孩子的哪些信息感到疑惑。了解医生对多动症的诊断和筛查方法,家长才能更好地配合医生进行临床诊疗。

(1)关键依据:通过父母的陈述,分析儿童目前的行为表现。

医生会向前来就诊的家长详细了解就诊的原因,当发现孩子具有多动症特征性的症状和表现(如过分喧闹、注意力难以集中、自我控制能力差、家庭关系和伙伴关系不佳、做事冲动不计后果等,在两个以上场景中出现,且持续6个月以上时),医生会考虑对孩子进行多动症的评估诊断。

随后医生通过在父母表述或者他人评价对目前儿童在注意力不集中和多动/冲动方面的表现进行分析,判断其是否与其他同龄儿童具有显著异常,评估孩子的人际交往能力、环境适应能力和学习能力是否出现损害。需要注意的是,与其他身体疾病检查时常见的化验单、X射线片不同,多动症的诊断主要来自家长和老师汇报的病史、医生对儿童行为表现的系统评估结果。因此,父母对儿童表现的真实性、准确性和客观性汇报是非常必要的,很多情况下也是诊断的决定性依据。

深入挖掘:收集儿童成长史和既往史。医生会向家长询问儿童的出生史、成长发育史、生活史,以发现影响儿童表现或疾病症状的各种可能因素和出现时间,同时医生还会收集儿童既往疾病的情况、家族史,以更全面地了解孩子的健康和遗传背景。

(2)辅助手段:临床检查和评估。

很多家长认为,拍片子和抽血化验才是医院检查诊断的“重头戏”,但事实上这些结果在多动症的诊断中并不占主导地位。多动症的临床检查主要包括两个部分。一部分是针对儿童的体格检查、智力评估、语言功能评估,视听力检测以及神经影像学检查。这部分检查主要是用于发现和排除导致症状的躯体疾病(如甲状腺功能亢进症、言语和语言障碍、听觉视觉损害、神经系统疾病等),并排除治疗禁忌证。另一部分是针对儿童精神心理的评估。医生通过观察、与儿童进行检查性交谈等记录孩子的精神心理状况;通过能够定量化、相对更加客观的心理测验、访谈工具和量表对儿童进行精神心理评估,这些测定结果能够帮助医生了解儿童的症状、社会功能、其他伴随疾病、家庭环境的情况,用于辅助多动症的诊断。

由于儿童年龄阶段的特殊性,儿童相关的行为评定量表大多需要他人填写,父母是儿童接触最密切的人,对自己的孩子观察细微,是儿童评价的重要来源。临床中常用的父母和教师评定量表包括用于评估儿童多动症的康纳斯(Conners)儿童行为量表、中文版注意缺陷多动障碍 SNAP-Ⅳ评定量表、多动症诊断量表(多动症 DS-P)等;用于评估多动症共患疾病的儿童行为量表等;用于评估社会功能的 Weiss 功能缺陷量表(父母版)等。

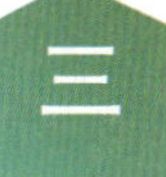

三 其他共患病的相关评定

(1)儿童自我意识量表:主要用于评价儿童的自我意识,适用于8~16岁儿童。自我意识是指个体对自己行为、能力或价值观的感觉、态度和评价,也反映儿童对自己在环境和社会中所处地位的认识。我们发现,多动症孩子出现自我意识水平下降,是多动症症状严重程度的一个信号,表明其自尊和自信降低,自卑和自暴自弃,需要积极干预。本量表可以用于儿童青少年相关问题的辅助诊断。

(2)儿童焦虑性情绪障碍筛查量表、儿童抑郁障碍自评量表:是用于评估儿童当前焦虑、抑郁的自评量表,适用年龄为8~14岁。

若孩子患有其他共患病,如孤独症谱系障碍、情绪障碍、学习困难等。还应对相关的疾病进行诊断,对病情严重程度进行评估,以制定科学的、个性化的治疗方案。

多动症儿童的诊断是一个相当复杂的过程,涉及很多方面,用到多种方法。迄今为止,我们在多动症儿童的诊断、治疗以及病因的探讨方面都还存在很多疑问,因此,多动症儿童的诊断还是一个有争议的问题。但无论如何,心理量表的使用都将有助于儿童多动症的诊断、病因探讨和康复研究。

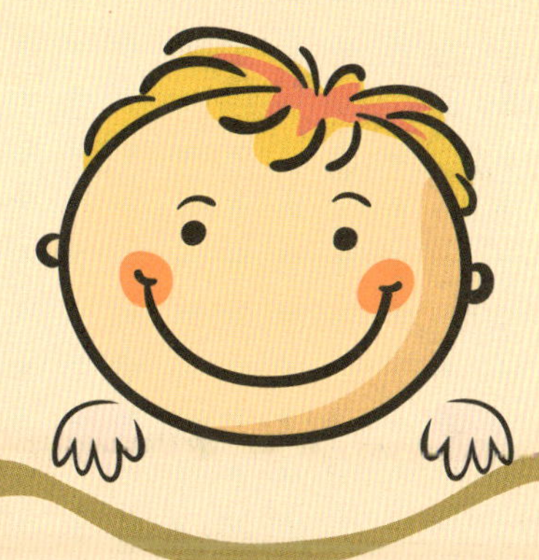

治疗与康复篇

一 药物治疗

多动症是常见的慢性儿童神经发育障碍性疾病，从学龄前至学龄期均高发，约半数以上会持续成为成年多动症，是阻碍个体发展最常见的慢性精神健康问题之一。在儿童早期，多动症严重影响孩子的学业、社交、情绪情感发展，孩子到青春期后可能出现对立违抗性障碍、心境障碍、情绪障碍等相关问题，到成年期可能会造成频繁跳槽、犯罪、物质滥用、早亡等风险。所以多动症的早期诊断、早期治疗十分必要。

目前对于多动症，国际上不同国家、不同学会有多个版本的治疗指南。整体上均认为多动症是一种以生物学为基础的、终身性、慢性神经发育障碍，治疗应当根据孩子及其家庭的特点制定个性化的综合治疗方案，按照慢性病管理策略进行管理。此外，应强调均衡饮食、良好营养和定期运动对多动症孩子的重要性。

多动症的治疗目标：缓解核心症状，最大限度改善功能损害，提高生活、学习和社交能力。4~6 岁多动症孩子首选非药物治疗。6 岁以上孩子采用药物治疗和非药物治疗相结合的综合治疗，帮助孩子以较低用药剂量达到最佳疗效。尚无充足证据支持诊断或治疗 4 岁以下儿童多动症。若 4 岁以下儿童存在多动症样症状且合并实质性损害，建议其父母接受父母行为管理培训。

多动症的病因和发病机制尚不十分清楚，目前认为可能的病因和危险因素主要有遗传因素、神经递质功能异常、大脑结构异常、心理因素和社会环境因素等。药物治疗主要针对的是神经递质功能异常。关于多动症的生化研究显示多动症可能是由前额叶皮质、纹状体和伏隔核等大脑区域中儿茶酚胺能系统功能低下，从而导致中枢多巴胺和去甲肾上腺素减少所引起的。

使用药物控制儿童多动等行为问题可以追溯到 20 世纪 40 年代，后续经过多专业、多学科的共同努力，逐步验证了药物的疗效和安全性。现在国内对于多动症的治疗药物主要可以分为两大类：中枢神经兴奋剂和非中枢神

经兴奋剂。这两类药物能够短期内改善孩子注意缺陷问题，减轻多动症状，一定程度上提高学习成绩，从而改善孩子在学校与老师、同学，以及在家中与家长的关系。

药物治疗是多动症最重要也是最有效的干预手段之一，但用药并非一劳永逸。作为一种慢性疾病，很多情况下，多动症的治疗都是一个持续监测和调整的过程。因此，孩子开始服药后，定期复诊是非常重要的，这有助于医生及时了解孩子症状和功能的恢复情况，对用药和治疗方案进行调整。

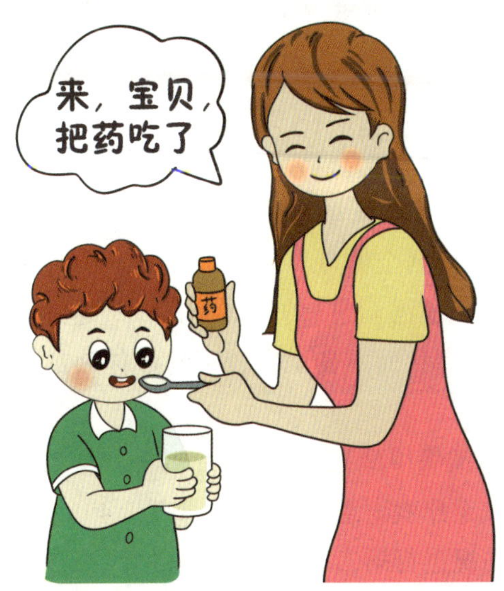

（一）中枢神经兴奋剂

中枢神经兴奋剂主要有哌甲酯、右旋哌甲酯、右旋安非他明和混合安非他明。国内的中枢神经兴奋剂目前仅有哌甲酯的短效制剂和长效制剂，短效制剂为盐酸哌甲酯片（利他林片），长效制剂为盐酸哌甲酯缓释片（专注达）。

哌甲酯的特点是起效快，在体内持续作用时间为 8 ~ 12 小时，能有效改善多动症儿童的注意力，提高学习效率，减少多动/冲动行为。

1. 中枢神经兴奋剂的作用机制是什么?

多巴胺和去甲肾上腺素是中枢重要的神经递质,它们对维持注意力,减少多动/冲动作用很大。多动症可能是由前额叶皮质、纹状体和伏隔核等大脑区域中儿茶酚胺能系统功能低下,从而导致中枢多巴胺和去甲肾上腺素减少所引起的。因此,哌甲酯在中枢主要有两个作用靶点。一是纹状体,哌甲酯通过改善多动症孩子的纹状体活性,调节刺激控制任务中参与运动抑制的神经元活动;二是运动皮质,哌甲酯可显著增强多动症孩子的皮质内抑制功能,从而减少多动。

2. 中枢神经兴奋剂的用法与剂量是什么?

中枢神经兴奋剂的用药剂量通常都由年龄、体重、症状严重程度等多种因素决定。因此必须依据个体差异进行缓慢的上调滴定,在允许的剂量范围内,遵循"因人而异、随需调整"的原则,与孩子、老师和家长一起,逐步摸索一个可以很好控制症状而不良反应较小的最佳剂量,制定个性化的服药方案。

(1)短效制剂盐酸哌甲酯片(利他林片):推荐初始剂量为每天5毫克,每周递增5毫克,直至疗效满意为止,最大日剂量40毫克。晨起上学前口服第一次,中午根据情况进行第二次服药。一般用药45分钟后显效,1.5~3.0小时达到最佳效果,短效制剂半衰期为4~6小时,通常需要每天用药3次才能覆盖全天,但是由于影响睡眠等问题,下午4时以后不服药。上述的每日2次的服药方法可以显著改善孩子在学校上课时的表现,但不能控制孩子放学回家后的症状,因此放学回家后的学习需依靠家长的督促、帮助来完成。年长儿必要时可改用长效制剂盐酸哌甲酯缓释片。

(2)长效制剂盐酸哌甲酯缓释片(专注达):本品慎用于6岁以下儿童。我国市场上目前只有18毫克和36毫克两种剂型。具体用法为每日早晨1次整粒吞服,不能咀嚼、掰开或压碎。长效制剂疗效持续时间可达10~12小时。剂量可根据孩子个体需要及疗效而定。通常每周可调整剂量1次,每次可增加剂量18毫克,最大推荐剂量为54毫克(每日1次,晨服)。

用药前应详细评估孩子用药史、药物禁忌、年龄、身高、体重、心血管情况等。服药期间同样要定期复查上述指标。盐酸哌甲酯主要是根据孩子的

症状进行对症治疗，而不是根治，同时由于多动症症状可以进入青少年、成年期，因此需坚持长期用药。过早停止治疗核心症状会重现，因此服药没有固定的疗程。根据孩子的具体情况一般需服药1年至数年。随年龄增长，孩子自控能力增强，症状好转，可以在谨慎评估其症状、共患病等各方面表现后尝试减量直至停药。停药后还要定期随访复查，以监测病情变化。

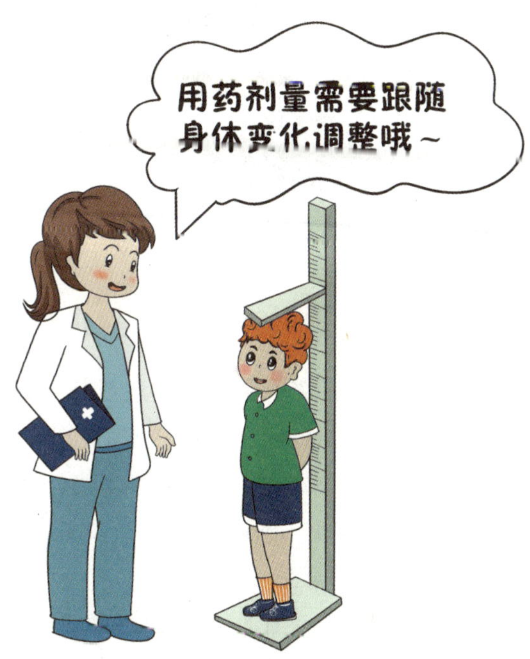

3. 中枢神经兴奋剂有哪些不良反应及注意事项？

服药早期可能会出现食欲减退、胃痛、入睡困难、头痛等不良反应，此外还可能出现情绪不稳、心率增快和血压增高、神经性抽动等。除药物不良反应外，还需在用药前排除心血管系统疾病，有青光眼、癫痫未稳定以及使用单胺氧化酶抑制剂的孩子禁用此药。

（1）食欲减退：主要出现在早晨和上午，随着时间的推移多数孩子在下午食欲逐渐恢复。因此，可以根据情况饭后服药，或者适当调整饮食习惯，少食多餐，食用热量和营养丰富的食物等来消除因食欲减退可能导致的对生长发育的影响。此外，服用助消化的药物、维生素 B_6 等也可以减轻恶心、食欲减退等不良反应。除了短期的食欲减退，长期服用还可能对孩子的生长发育造成影响。哌甲酯影响生长发育主要通过以下三个途径:①抑制食欲,减少能量的摄取;②增加中枢多巴胺水平可能会抑制生长激素的分泌;③可能减慢软骨组织生长,影响骨骼发育。

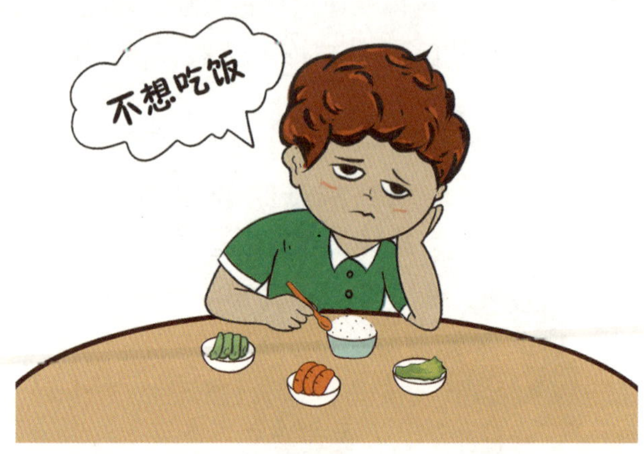

(2)心率增快和血压增高:通常不会对孩子造成任何危险,但是有潜在心功能不全的孩子猝死危险性增高,因此,心脏结构性损害的孩子禁用此类药物。此外,如果孩子有先天性心脏病史或心脏手术史、一级亲属40岁以下猝死家族史、劳累时出现异于同龄儿的呼吸急促或晕厥、心悸、心律失常等的孩子用药前应参考心脏专科的意见。

(3)入睡困难:指的是有些孩子在服药后出现晚上入睡时间推迟的现象,特别是下午服药时。如果出现较严重的入睡困难,应当及时调整服药剂量或方法,注意区分药物过量和反跳现象。

(4)抽动障碍:是突然、快速、反复、非节律性的运动抽动或发声抽动。有研究报道个别孩子在使用中枢神经兴奋剂后出现了抽动障碍,且有抽动障碍家族史或个人史的孩子用药后抽动障碍风险增高,但目前中枢神经兴奋剂与抽动障碍的关系尚不明确,用药之前建议询问孩子本人或家族是否有抽动障碍病史,根据情况与家长和孩子一起制定接下来的治疗方案。

(5)成瘾性:一些研究表明,兴奋剂对成瘾性并无影响。另一些研究发现使用兴奋剂治疗后,将来发生物质滥用的比例会显著减少。保护效果的可能机制,包括减少多动症症状,特别是冲动行为;降低行为障碍以及日后发生的反社会人格障碍;改善学业和职业表现;改善与同伴和家人的关系。而且兴奋剂对多巴胺转运蛋白的作用比较慢,不像可卡因立即产生作用后

马上消失，而且服用后并无愉悦感，因此按照医嘱在治疗剂量内服药没有成瘾的倾向。

（二）非中枢神经兴奋剂

非中枢神经兴奋剂是治疗多动症的选择之一。当中枢性兴奋剂是禁忌证、无效或不能耐受时，通常选择使用非中枢神经兴奋剂。非中枢神经兴奋剂主要包括选择性去甲肾上腺素再摄取抑制剂、选择性5-羟色胺再摄取抑制药、三环类抗抑郁药、α-肾上腺素能药物等。

（1）选择性去甲肾上腺素再摄取抑制剂——盐酸托莫西汀胶囊（择思达）。作为选择性去甲肾上腺素再摄取抑制剂，盐酸托莫西汀胶囊的主要作用机制是抑制中枢突触前去甲肾上腺素转运体，增加突触间隙去甲肾上腺素和多巴胺浓度，从而提高孩子的注意力，减轻多动症状。

1）具体用法：体重小于70千克的孩子，每日初始计量为0.5毫克/千克，每天服用一次，3天后视情况增加至1.2毫克/千克，日最大剂量为1.4毫克/千克或100毫克。体重大于70千克的孩子，每日初始剂量为40毫克，3天后可增加至目标剂量每日80毫克，单次或分两次服用，日最大剂量为100毫克。

2）不良反应：盐酸托莫西汀胶囊的耐受性较好，不良反应较少，主要包括食欲减退、恶心、疲劳、眩晕、情绪不稳等。最为常见的不良事件为胃肠道反应，但其发生率及严重程度随着时间发展呈递减趋势，可以通过与食物同服、饭后服药、睡前服药、分次服药、缓慢增量等方法来减轻药物不良反应。

3）禁忌证：患闭角型青光眼、嗜铬细胞瘤或有嗜铬细胞瘤史、严重心血管疾病者禁用。患高血压、心血管或脑血管疾病、双向情感障碍者，以及肝肾功能不全者慎用。本药与肝药酶CYP2D6抑制药，如帕罗西汀、氟西汀，奎尼丁、阿米替林，β肾上腺素受体激动药，升压药等存在相互作用，与单胺氧化酶抑制药，如异卡波肼、苯乙肼、司来吉兰合用，可增加5-羟色胺综合征的风险。

4）注意事项：盐酸托莫西汀胶囊起效较慢，通常用药1~4周起效，且全天有效。服药6~8周需要再次评估孩子的注意缺陷多动症状，并与基线对比。10~12周疗效最大化。此外，盐酸托莫西汀胶囊还可用于治疗多动症共病焦虑障碍。应注意用药后避免操作或驾驶危险机械。按医嘱定期复查肝功能、肾功能、心肌酶和心电图情况。

(2)5-羟色胺选择性再摄取抑制药——舍曲林。作为5-羟色胺选择性再摄取抑制剂,舍曲林主要用于治疗儿童和青少年重度抑郁和强迫障碍,其具有治疗多动症、选择性缄默症和进食障碍等多种障碍的潜力。此外,当多动症共患上述疾病时也可考虑使用此药。

(3)三环类抗抑郁药。三环类抗抑郁药治疗多动症较好的是丙米嗪、去甲丙咪嗪、去甲替林等。这些药物作用时间长,不需要多次服药,一般不会出现明显的疗效波动或者反跳现象。有研究显示三环类抗抑郁药对于减轻多动和冲动疗效显著,但是对于提高注意力帮助甚微。此外,此药对于共患焦虑、抑郁或抽动障碍的孩子有明确的疗效。其血浆浓度在不同个体间差异较大,需要根据孩子的情况制定个体化用药方案。其不良反应主要有镇静、体重增加、口干、便秘等,因此,服用三环类抗抑郁药需要密切监测心电图、体重等。另外需要特别注意的是,此类药物安全窗窄,过量服用容易出现严重不良事件,因此需要妥善保管。

(4)α-肾上腺素受体激动剂——可乐定、胍法辛。可乐定可以通过激动中枢神经系统内突触前膜的抑制性自身受体,来改善孩子的多动和冲动症状,但是对注意缺陷疗效不明显。此外,可乐定还可用于减少多动症、抽动障碍等障碍的攻击行为。效果维持约6小时,短期不良反应主要有镇静、低血压、口干、嗜睡等。胍法辛是高选择性α_2-肾上腺素受体激动剂,能有效改善注意缺陷和多动行为,作用时间较长,镇静作用较小。有研究报道服用该类药物可能出现心律不齐和低血压,因此,服药期间需要监测脉搏和血压。

(三)中成药

从中医角度来考虑,多动症需辨证施治,考虑肝火旺盛、脾气暴躁,以清肝火、疏肝解郁为主;对于精神涣散、记忆力差、乏力等的孩子,考虑脾虚为主,应用调理健脾养胃方为主。目前临床常用的治疗多动症的中成药包括小儿智力糖浆、静灵口服液、地牡宁神口服液、黄龙颗粒、多动宁胶囊等。

中成药为我国精粹,在采用辨证施治的基础上进行药物干预是一种有效的治疗方法。药物主要作用机制为凝神益智,滋阴潜阳,宁心安神,滋养

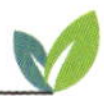

肝肾。就不良反应来看，目前中成药的不良反应较少，主要集中在"上火"等问题上，停药或对症治疗后不良反应消失。

（四）知识点

1."别给小孩吃药，一直吃药对身体不好"，对吗？

除了应对针对孩子行为规范的批评，多动症家长还常常需要应对外人对药物治疗的质疑，这就让家长非常困惑："治疗也不是，不治疗也不是，我们家长怎么办呢？"

首先，要强调的是，多动症并非长大就能自行痊愈的疾病。如果没有系统的治疗，大部分孩子的症状和功能损害会延续至成年。从科学角度来看，如果多动症已经严重影响孩子的正常生活和学习，那么在医嘱下进行药物治疗是最行之有效的办法之一。在专业医师指导下的药物治疗不仅可以有效控制孩子的症状，还能够让他以一个良好的状态投入自己的学习、交友和家庭生活，可进一步改善孩子的脑神经环境，从根本上治疗疾病。其次，现在使用的治疗多动症的一线药物已经经过充足的临床试验验证，疗效和安全性具有保障，通常不会给孩子的生长发育带来严重的不可逆影响。当确实出现不良反应时，家长需要及时复诊，与医生沟通，根据专业评估判断是否需要调整处方，不要擅自停药或增减药量，以免造成其他严重后果。只要遵照医嘱用药，配合行为治疗、家庭管理，假以时日，给孩子用药的长期收益远大于放任症状的发展。

2.开始对孩子进行药物治疗后，家长应该注意哪些问题？

开始药物治疗后，家长应及时监测孩子的不良反应。有些家长在看过药品说明书后，可能对"不良反应"一项后罗列的"长长"的清单望而生畏："这么多不良反应，这个药一定很危险吧！"但事实往往并非如此，药品说明书中的描述越明确，内容越详细，甚至是修订版本越多，越能够表明药物已经在临床中进行了大量的试验，其安全性和疗效在重重"考验"后得到了充足的证据支持。而且家长们需要知道的是，药物说明书上面提到的不良反应是概率性的，不一定会发生，即使发生了，也不一定会造成严重影响。家长不需要因此而过于紧张、焦虑,甚至中断孩子药物的使用。当然,这不代表不需要重视药物的不良反应。家长仍需要关注孩子在服药后发生不良反应的情况:如是否出现严重的身体不适?是否观察到孩子发生突然的抽动或哆嗦?是否在服药后出现明显的睡眠问题?家长在选择治疗药物的时候都会得到医生提醒:服用多动症药物后,轻微的不良反应是比较常见的,可能包括短暂的头晕、恶心、乏力、食欲减退等,还有一些不适可能是孩子或家长受到自我暗示的影响发生的,其中大部分可以在一段时间后缓解,或者通过改变服药时间减轻药物影响。

但在此期间,家长需要密切关注孩子的变化,并及时向医生反馈,如果出现严重的问题或不适,可暂停药物治疗,及时到医院复诊筛查,调整治疗方案。

3. 服药后家长需要关注孩子的哪些变化呢?

家长们需要了解的是,药物起效是一个循序渐进的过程,也需要一定的时间,不可能在第二天全部症状就发生好转,因此家长们需要对治疗起效保持耐心。不同孩子对药物的反应不同、改善的快慢不同,有些孩子可能需要更换或调整治疗方法。因此,家长在服药期间观察孩子症状的变化是十分重要的。

家长可以在一段时间内观察评估的内容:孩子集中注意力的时间是否更长?在家庭中,行为表现是否有进步?在学校里,学习成绩有无提升?与同学、伙伴的关系有无改善?是否又出现了新的问题?孩子的其他表现是否稳定?

同时,多动症症状的影响是全方面、全天候的,家长除了要关注孩子的学业表现,也要看到孩子在生活中各项行为能力的改善,比如起床更快了、洗漱时间更短了、收拾书包丢三落四的情况减少了,这都是症状得到一定程度控制的表现。学龄期孩子在校时间较长,家长也应与老师进行良好沟通,征求老师对孩子各方面的评价,以全面地了解孩子在各个方面的变化,并在复诊时客观地向医生反馈。

4. 孩子服药后不舒服,是出现不良反应了吗?

多动症是一种慢性疾病,需要长期、系统的治疗,但很多家长对孩子长

期用药非常担心：说明书上不良反应那么多，这药安全吗？孩子吃了药之后，觉得恶心、不舒服，不会是胃吃坏了吧？家长们的担忧是可以理解的，但因为害怕不良反应而拒绝治疗对孩子来说并不是一件好事。疾病症状带来的影响和损害将比短期不适严重得多。

国内临床治疗多动症一线药物常见的不良反应：国内中枢神经兴奋剂类药物为长效制剂盐酸哌甲酯缓释片，相对常见的不良反应包括失眠、头痛、食欲减退、腹痛、抽动等；非中枢神经兴奋剂类药物以盐酸托莫西汀胶囊为主，相对常见的不良反应可包括恶心、呕吐、疲劳、食欲减退、腹痛、嗜睡等。需要注意的是，药品说明书中会列出药物所有可能发生的不良反应，但发生的概率并不是100%。而且大多数情况下，不良反应比较轻微，不会造成严重或长期后果。孩子在服药初期出现乏力、恶心等不适是十分正常的，一般几周内就会自行消失，家长不必慌张。另外，不同的药物引起的不良反应会有所差异，当确定诊疗方案时，家长可以详细与医生沟通，为可能出现的问题做好准备。

孩子服药后出现药物不良反应并不可怕，目前国内治疗多动症的一线药物都是经过了充分的临床试验和安全性监测，只要在医生的指导下正确使用，不滥用或过量服用，就是安全、有效的。家长能做的，除了密切关注孩子情况，最重要的还是及时与医生沟通，多交流孩子的情况和可以改进的地方，以找到最适合孩子、最有效、最安全的治疗方法。

5. 家长可以做什么来缓解孩子用药后的不良反应?

（1）失眠或入睡困难：睡眠对孩子的发育非常重要，多动症孩子的失眠问题既可能是孩子本身过度活跃的症状造成的，也可能是受到现有治疗药物的影响，家长进一步观察后，可以与医生商量，采取相应的应对措施。

应对方法：首先帮助孩子养成良好的睡眠习惯，避免摄入咖啡因，固定上床的时间，睡前不使用手机、电视等电子产品，睡前可听舒缓的音乐或看书放松。如果简单的行为干预无法解决，或在持续服药情况下失眠加重，需要考虑可能是药物影响，家长应该尽快与医生讨论，必要时调整药物种类或剂量。

（2）疲劳、嗜睡：当孩子出现日间嗜睡和疲劳时，首先需要考虑这些症状是否由夜间睡眠不足引起的。如果已经得到充分休息，则需要考虑药物的影响。

应对方法:排除夜间入睡困难问题后,观察服药后出现的疲劳是否在开始服药的一到两周消失。若没有改善或者进一步影响了日间的学习效率,需要及时与医生沟通,考虑调整治疗手段。

(3)食欲减退:食欲减退是多动症药物比较常见的不良反应,一般会在药物服用的几周内自行消失,所以家长可以先观察一段时间。在这段时间,家长也可以采取一些措施帮助减轻药物的影响。

应对方法:①根据孩子的饮食习惯,在合适时机补充营养。②一般来说,孩子午饭时(药效最佳时)最易食欲减退,而早餐时可能还未服药,晚餐时药物影响减少,所以要在药效影响较小的期间找到机会让孩子进餐。例如早餐后服药,在服药前给孩子准备营养丰富的早餐;到晚餐时间,孩子食欲有所恢复,及时让孩子进食。③注意少食甜食和零食,保证营养均衡摄入,在此基础上也尽量照顾孩子的口味,多准备他喜欢的食物。④如果食欲问题长期没有缓解,或严重到引起孩子总体重持续下降,家长一定不要拖延,及时与医生沟通,采取措施。

(4)抽动障碍或痉挛:抽动和多动并不一样,抽动更多表现为孩子肌肉、肢体快速震颤,频繁眨眼,发出噪声等。这些症状可能是孩子本身就有,也可能是药物带来的不良反应。

应对方法:当儿童服药后出现或加重抽动障碍时建议家长暂停药物,及时与医生沟通,进行相关疾病筛查或药物评估。

(5)情绪不稳定:一些多动症孩子在开始治疗后可能出现情绪低落、心里难受、易哭易怒等情况,甚至出现更严重的情绪问题,引起家长的担忧。

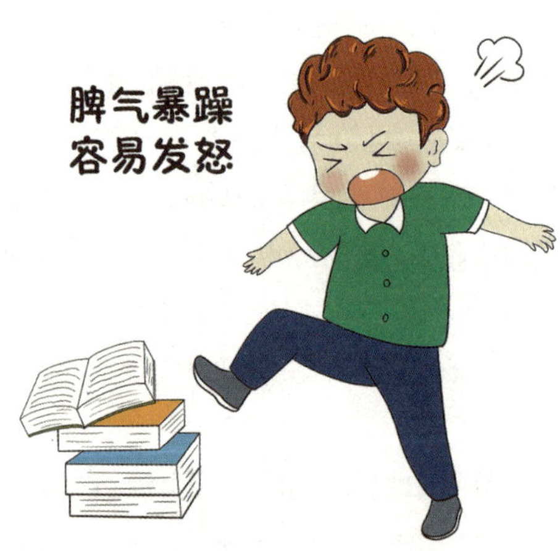

应对方法：家长需要及时将情况反馈给医生，并协助医生判断孩子情绪问题的发生时间。如果孩子目前情绪问题比较明显，临床中可先针对这些问题采取药物或行为干预。如果孩子的情绪问题是受到药物影响发生的，那么可暂时观察1~2周。如果情绪问题不能改善甚至加重，则需要在专业医生指导下减量或更换处方。同时，家长一定要时刻观察孩子的情绪状态和行为，防止自杀、自伤等极端行为的发生。

(6)其他问题：如头痛、腹痛、恶心、头晕。一般在服药开始时出现，这些不适症状是正常的，随着时间的延长，不良反应会在几周内自动消失。如果没有严重影响孩子的健康情况或其他活动，家长不需要太过焦虑；如果不适症状持续，应及时咨询医生。

二 非药物治疗

药物治疗尽管有效，但药物的不良反应和局限性使治疗受到限制，特别在改善多动症儿童的学习、交往、情绪控制等功能方面仍然不够。药物治疗和行为治疗联合应用会产生更好的疗效，尤其是那些饱受焦虑、抑郁、行为问题或学习障碍等并发症困扰的孩子，通常需要更多非药物的治疗。4～6 岁多动症孩子首选非药物治疗。

复杂多动症的治疗首选社会心理行为干预，然后根据情况选择药物，开展综合治疗。这里再次强调社会心理行为干预在发病和治疗中的重要性，只有执行严格的药物治疗和深入的非药物治疗，才能够缓解孩子的症状，改善他们的学业表现，提高他们的社交技能，并建立起家长的权威。最好的治疗方式是既采取药物治疗提升短期专注力和控制孩子的冲动，又要通过非药物治疗去提高孩子长期的社交和学业技能。

非药物治疗包括心理教育、心理治疗、特殊教育和功能训练，并围绕这些方面开展行为治疗、家长培训和学校干预等。心理教育的对象是家长、教师，心理教育是心理治疗的前提，积极推行"医教结合"，共同监测高危儿童、做到早期识别及转介。行为治疗指运用行为学技术和心理学原理帮助孩子逐步达到目标行为，是干预学龄前儿童多动症的首选方法。常用的行为治疗方法有正性强化法、暂时隔离法、消退法、示范法等。

（一）行为治疗

1. 什么是行为？

简单来说行为就是人的所说和所做。行为可以被观察、描述和记录。大多数行为是可以后天学习的，适当与不适当的行为都可以被习得。我们

可以通过一系列的行为治疗增加多动症孩子适当的行为，减少不适当行为的发生。

2. 什么是行为治疗？

行为治疗是一种改变行为的干预治疗方式，这种方法把治疗的重点放在可观察到的外在行为上。在这一治疗过程中，医生、家长和教师对多动症儿童的家庭和学校环境进行一系列的改变。比如，提供更有序的活动，使儿童注意力集中和避免其精力分散；根据具体的治疗步骤改善不适当的行为。

行为治疗的原则包括行为矫正技术和社交学习理论，强调预防性管理，通过观察与模仿恰当的行为、态度和情感反应，来塑造多动症儿童的行为。

3. 为什么要进行行为治疗？

行为治疗是除药物治疗以外，唯一对儿童和成人多动症有效的治疗方式，可有效替代或补充药物治疗。

4. 怎样进行行为治疗？

行为治疗方法多种多样，究竟哪种方法适合多动症孩子的家庭取决于孩子的病情、症状及年龄等。行为治疗并不是与孩子以一对一谈话交流的方式进行的。行为治疗关注的是孩子在日常家庭和学校生活中与他人的关系。治疗内容是指导他们利用明确的期望、直接而频繁的奖励以及严格的纪律来引导孩子的行为。找到合适的治疗方案和治疗医生最为关键，而且也是非常不容易的。

5. 行为治疗的注意事项有哪些？

(1)奖励相对于惩罚更易使行为发生改变，奖励可使儿童产生期望的适当行为，惩罚则使儿童产生不期望的行为；在行为治疗的过程中，要多用给奖励的方式。

(2)行为治疗中，对期望的适当行为与避免的不适当行为的回应，孩子的家人、老师必须自始至终保持一致。避免孩子在不同的场合有着不同的行为标准。

6. 行为治疗的步骤有哪些(以小明上课容易离开座位为例)?

(1)评价多动症儿童的行为(例如小明上课3分钟左右就容易离开座位),获取信息。

(2)制定和实施行为方案。首先要关注小明的家庭问题。应当告诫小明父母,在与小明的沟通中必须有自我控制,使小明必须意识到行为症状能自行控制。

(3)分析行为的前因后果,消除不良行为的前因。针对不良行为,帮助孩子懂得什么是适当行为,帮助孩子建立正当行为。任何行为在发生之前、发生之时和发生之后都有一些影响此行为再次发生的机会。我们要记录每次行为发生时的数据,便于指导行为干预的措施制定以及提高干预的效果。

1)行为发生之前。①环境:行为发生的地点是哪里?不会发生此种行为的地点是哪里?例如孩子在学校会离开座位,在家会坐位置上不离开。②人物:此种行为与谁在一起的时候常发生?与谁在一起的时候不常发生?与谁在一起的时候根本不发生?例如,爸爸在家时孩子能好好地完成作业,爸爸不在家时孩子完成作业拖拖拉拉。③时间:哪一天孩子行为会或不会发生?例如小明每到周五就离开座位比较频繁。④直接事件:在孩子行为开始前发生了什么?例如,每当老师提问时,孩子就离开座位。

2)行为发生之时。①具体发生的行为:具体是什么问题?例如小明上课离开座位。②行为发生的周期:小明离开座位是什么时候开始发生的?什么时候会结束?③频率:小明离开座位多久会发生一次?每小时?每天?每星期?④持续时间:小明离开座位,会持续多长时间?⑤严重程度:小明离开座位的严重程度,是否影响了小明学习?是否扰乱了课堂纪律?

3)行为发生之后。①当行为出现时孩子常常会做什么?(小明上次上课离开座位做了什么?)②以前使用什么方法管理这个行为?(小明之前上课离开座位时老师和家长怎么做的?引导孩子继续坐下学习?让孩子走出教室?)③采取什么的措施可以增加这个行为?什么措施可以减轻这个行为?

7. 常用的行为治疗方法有哪些?

(1)正性强化法:奖励可以增加适当行为(小明上课不离开座位)出现的

频率，保持和巩固良好的行为。当儿童出现符合要求的良好行为时，按照提前约定好的奖励方案给予有效的奖励，对其进行强化和鼓励，以增强这一行为出现的次数。

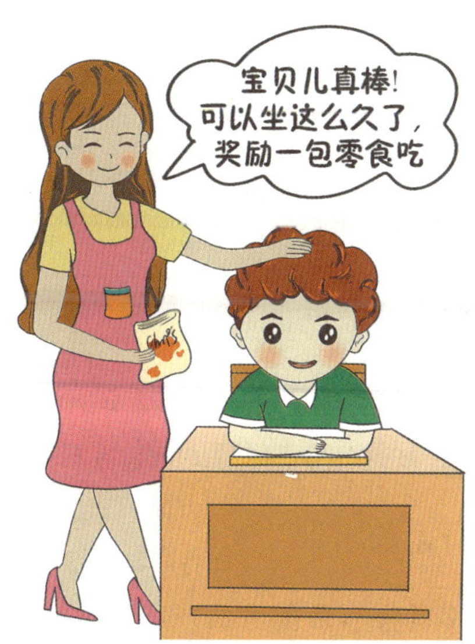

对多动症儿童来说，他们在生活中常遭受较多的指责或批评，获得赞扬的机会不多，于是他们需要更多的鼓励和支持。奖赏多动症儿童时的标准不能太高，不要按照对正常同龄儿童的标准去要求多动症儿童。如果按正常的标准去要求他们，往往难以达到奖赏的程度；要降低标准，即与他们过去的行为相比，哪怕稍有进步就应立即给予奖赏，让孩子建立自信。

需要提醒家长注意的是，行为治疗不可能一步到位。家长既要抓住行为改善的细节，让孩子知道被奖赏的行为，同时又要循序渐进，为他们设定下一个目标。正性强化法常常需要与暂时隔离法和消退法等其他行为治疗结合起来，做到“赏罚分明”，而且正性强化法的使用频率要高于其他方法，这样才能使得多动症儿童更容易接受行为治疗。

（二）家长培训

家长培训是教会家长如何在多动症儿童面前保持理智，有助于矛盾重重的家庭恢复和睦。多动症孩子的父母必须付出更多的爱、支持和机会才能让自己的孩子变得优秀。

由于多动症的特殊性，家长需要掌握多动症的基本情况。家长培训在多动症的治疗中作用非常大。

1. 家长需要了解哪些知识？

多动症儿童与一般儿童的区别和特点；多动症形成的原因；多动症对儿童各方面发展的影响；多动症儿童治疗的一般方法；正确认识药物治疗的作用；家庭和学校如何配合医生进行治疗等。

2. 家长培训需要注意哪些问题？

家长培训时要布置家庭作业，让父母回去试用所教方法，并做好记录。下次上课检查作业，在实际操作中如发现问题，可对其进行进一步的指导。

3. 为什么要进行家长培训？

家庭干预是治疗多动症有效的方法。通过对家长定期指导，医生传授其管理多动症不良行为的方法，包括：如何关注多动症儿童的正面行为，忽视负面行为；如何利用正强化法对良好行为做出反应；如何使用消退法、暂时隔离法、反应代价法等温和的惩罚方式来管理不当行为；等等。

欧洲新森林教养小组发展出了《教养计划六步法》，在既往家长培训方案的基础上更多考虑儿童的核心症状、教养水平与执行功能特点，将传统训练与儿童互动结合。具体内容依次为：①帮助家长理解和适应孩子的多动症行为；②向家长介绍帮助多动症儿童的策略和方法；③如何通过游戏来改善孩子的注意力；④如何促进家长与孩子的沟通；⑤在家庭之外的地方管理多动症儿童的实用性指导；⑥说明孩子将来在学校或其他重要场合该如何面对自己的不良行为，并复习之前学到的策略。

4. 家长管理多动症儿童时需要注意哪些问题？

多动症儿童尤其珍惜受到的表扬和认可。家长一定要掌握并利用好这一点，从而促进孩子改变自己的不良行为。不要吝啬表扬孩子，否则会使孩子自暴自弃。

多动症儿童的家庭教育，父母要采取宽容有序的态度，容忍孩子的缺

点，放大孩子的优点，找到管理的正确点，掌握孩子的心理特点，帮助孩子逐步减少错误。最好让孩子自己体会到错误，并帮助他们体会在纠正错误过程中付出的努力，做孩子的领路人。

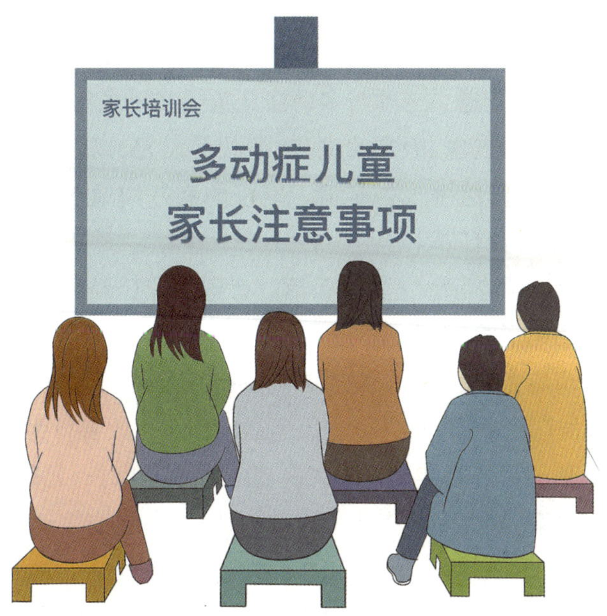

（三）学校干预

学校是多动症孩子最难熬的地方。很多在学校实施的措施和治疗方法对多动症孩子有利。学校干预是对多动症儿童进行治疗的一个重要部分。在治疗学龄期多动症儿童时不能孤立地工作。医生、家长、老师和其他学校工作人员的及时沟通是必要的，这可以监测孩子多动症的进展和治疗的有效性。成功的学校干预可以降低多动症儿童在学校的不良行为，对于提高多动症儿童的学习效率有一定的作用。学校干预的具体措施如下。

（1）老师更多的理解和关爱。由于多动症造成的情绪、注意、学习等各方面功能的损害，这些多动症儿童常常会受到批评。教师应多包容多动症儿童。当老师得知这些学生在服药时，要给予同情和关爱，并且教育同学们帮助多动症儿童，不能冷落和边缘化多动症儿童。

（2）教室环境矫正。教师在知晓多动症儿童的实情后，可关注这些学生的行为，包括学习常规、学习用品管理、时间管理、遵守课堂纪律、同伴交流等行为矫正的目标设定。要从最容易让多动症儿童获得成功的症状开始，而且正性强化的鼓励要多于暂时隔离法或消退法。赞赏和表扬并非是在多动症儿童做得很完美的情况下给予，而是较过去稍有进步，就要及时赞赏，让多动症儿童建立自信，使其能够按既定的目标持续地矫正不良行为。

（3）家校的良好沟通。老师与多动症儿童的父母多沟通，使家长能够了解多动症儿童在校的表现、治疗的进步、症状的反复，以及行为矫正成功的经验等，便于复诊时向医生报告实情。家校的良好沟通还可以促进家校结合，对多动症儿童进行有效干预。

（4）学校对多动症儿童的辅助干预。有些学校已经配备了心理辅导教师。对于多动症儿童的行为或心理问题，心理辅导教师对孩子所做的心理咨询对解除多动症儿童的自卑、失望、消极的心理或行为症状起到一定的作用。此外，多动症儿童在学校进行有氧运动训练可以改善行为症状。

1）学校干预的目的是什么？改善多动症儿童与家长、兄弟姐妹、老师和小伙伴之间的关系；减少多动症儿童的破坏性行为；提高多动症儿童的学习成绩，尤其是工作量、效率、完成度和准确性；增加多动症儿童的自我照顾和完成家庭作业的独立性；提高多动症儿童的自尊；提高其生活安全性。

2）为什么对多动症儿童进行团体辅导？团体游戏辅导的目的是通过同年龄、同年级、同班级群体的游戏活动，提高多动症儿童的自我控制能力和集中注意能力。可以迁移多动症儿童改变的行为，提高他们集中注意力的时间，改善动作协调、语言表达和学习成绩。游戏活动还可以增强多动症儿童的注意力和自我控制能力等。

3）如何进行多动症儿童的课堂管理？合理的座位有助于改善多动症儿童的课堂行为。比如，可以把多动症儿童的座位安置在靠近老师的位置，其可以经常得到老师的关注和强化。对于经常离开座位的学生可以多给孩子离开座位的机会，比如帮老师发放试卷等。

在多动症儿童周围应该尽量安排一些行为表现良好而且又不容易受到负面影响的学生，给多动症儿童以榜样示范。对于每节课的课堂安排和组织，教师应当在教室里张贴一日计划表和课堂规则，给多动症儿童提供视觉辅助。

教学安排和学习任务布置要增加新颖性和趣味性。在向多动症儿童布

置学习任务前，教师首先要保证学生应该理解题意。如果需要，教师可以重复题目的要求。同时，确保这些学生在听教师布置任务时集中注意力。

（四）日常锻炼

规律的、一定强度的体育锻炼对每个人的大脑都是有益的，尤其对于多动症孩子。有规律地参与体育活动的儿童在执行能力，包括保持专注和拒绝干扰的能力、工作记忆和认知灵活性方面显示出很大的改善。

定期到自然界户外娱乐的多动症孩子与宅在家中的孩子相比症状较轻。运动可生成、促进及调控有助于改善多动症孩子的注意力和自我控制的物质，有助于应对压力，抑制一种应激激素——皮质醇，来改善大脑皮质与海马间的细胞连接，这对学习记忆很关键。

但是并不是说有氧运动可以治愈多动症，它仍然应该是一个平衡的整体治疗计划的一项内容。越来越多的多动症孩子面临着成年期肥胖的风险。这是因为多动症孩子缺乏对食物的注意，冲动控制问题也导致他们比同龄人更容易肥胖。从儿童时期开始的定期锻炼或体育活动可以预防肥胖。

（五）物理治疗

（1）脑电生物反馈疗法：脑电生物反馈疗法又称神经反馈、脑反馈治疗。此方法通过音乐和动画等方式对孩子进行反馈训练，使其逐渐达到专注、放松、平静的状态，从而改善注意力不集中和情绪烦躁等问题。

与药物相比，脑电生物反馈疗法虽然起效慢，但作用持久，不良反应发生率低。此外，脑电生物反馈疗法在改善孩子认知功能方面也有自己的独到之处。

（2）经颅磁刺激治疗：经颅磁刺激是一种无痛、无创的绿色治疗方法。线圈产生的磁信号可以无衰减地透过颅骨而刺激大脑神经，诱发产生电流，调节神经细胞动作电位，改善脑细胞的代谢环境，增强损伤细胞的可复性，促进脑功能恢复。改善注意力不集中、乱动等行为。

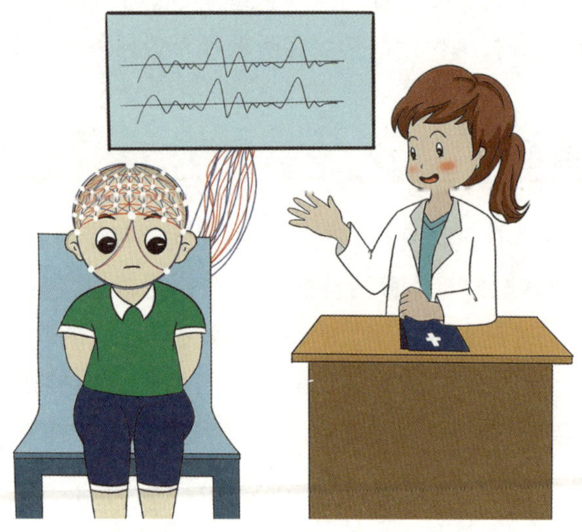

(六)饮食影响

很多家庭不太能接受多动症药物治疗,希望严格的饮食改变能够代替药物治疗,但目前来看,饮食改变是不能替代药物治疗的。

目前,常用的饮食疗法包括消除人工食用色素,补充多不饱和脂肪酸和限制饮食。研究发现,饮食中的人工色素和防腐剂会增加孩子患多动症的风险。消除人工食用色素可能主要对食用人工色素敏感的孩子有肯定的效果。多不饱和脂肪酸的缺乏可能会损害神经细胞且影响多巴胺、血清素等神经递质的传递。补充多不饱和脂肪酸对多不饱和脂肪酸基线水平较低的孩子有一定的改善作用。

限制饮食通过去除饮食中的特定食物(如鸡蛋、小麦等)来减少可能影响多动症的变应原。这种疗法主要对存在食物过敏和食物不耐受的孩子有效。然而,仅有一部分孩子对这些可疑的化学物质敏感,很难判别具体某个孩子是否敏感。我们可以让孩子一开始仅进食少数几种安全的食品,然后逐渐增加食品种类,直到多动症症状再次出现时则从食谱中剔除该种食品。直接去除一些明确有害的食品,比如糖果、颜色鲜艳的谷物、果汁味饮料和碳酸饮料,看是否对缓解症状有帮助。

（七）谨慎补充营养品

我们建议对于营养品的补充要谨慎。营养品补充剂可能存在安全隐患。以下列举几种常见的营养补充品。

（1）ω-3 脂肪酸：可以从鱼、亚麻籽、橄榄油和坚果中获得，或者直接服用鱼油胶囊来获得。多动症孩子身体内所含的如 ω-3 脂肪酸较正常人少，ω-3 脂肪酸是人体必需的脂肪酸，其不仅有利于防止心脏疾病，还有利于大脑健康，使得神经传递更加有效。有人认为严重的 ω-3 脂肪酸缺乏可通过干扰神经递质，包括 5-羟色胺和多巴胺，导致或加重多动症症状。有人认为脂肪酸有助于集中注意力和调节情绪，具体帮助程度有多大还不太清楚。虽然 ω-3 脂肪酸有改善多动症症状的作用，但是比多动症处方药的作用要小得多。所以，我们认为可以服用 ω-脂肪酸补充剂，但是仅仅作为一种补充，不能用补充剂替代药物治疗或行为治疗等可靠的治疗方式。

（2）维生素和矿物质：有证据表明铁剂有利于改善多动症症状，锌和镁其次。有研究表明，多动症孩子体内的平均铁含量是未患多动症孩子的一半。需要弄清楚自己或孩子是否从饮食或补充剂中获得了足够的铁。铁过量很危险，在没有做过血液检测前不要盲目补充铁。具体补充方式为：先让医生帮助测定孩子体内的铁蛋白水平，来评估孩子体内的铁含量。如果铁含量低，可以补充铁剂，或者增加含铁食物，如瘦红肉、火鸡肉、鸡肉、贝类和豆类等。锌和镁也有助于改善多动症症状。与铁一样，锌和镁都是孩子必需的，但是在孩子的饮食中常常含量不足。尤其是锌，在一些研究中被发现有改善大脑对多巴胺反应的作用，甚至有助于提升中枢神经兴奋剂的疗效。

（八）中医非药物治疗

针灸和推拿是中医常用的两种安全有效的非药物治疗手段。针灸通过刺激相应的经络腧穴，促进神经纤维的生长和发育，增加大脑皮质中突触数量从而改善多动症症状。推拿通过对孩子身体穴位或经络进行手法操作从而疏通经络，促进气血流通，调理阴阳平衡达到治疗效果。治疗原理可能与刺激压力受体后增强了迷走神经活动并降低皮质醇水平有关。有分析表明,按摩与药物联合或单独使用均可改善多动症症状,且其不良反应少于药物治疗。

(九)综合治疗

目前有关治疗多动症的方法和信息很多,有些不准确的信息通过媒体、互联网及其他途径广泛传播。因此,正确的治疗信息和治疗的合理选择是非常重要的。特别是如何有效地根据症状的严重程度合理选择综合治疗措施。

只有诊断明确的孩子才需要治疗。如何选择多动症的综合治疗措施是非常重要的,但是也是比较困难的。当开始给儿童制订一项治疗计划时,必须牢记一个重要的事实:没有任何一项治疗方案是一成不变的。因为多动症的症状可能会随着时间而发生变化,孩子在生活的不同阶段有不同的治疗目标,因此需要不同的治疗形式和治疗方法。同时孩子可能会对治疗产生不同的反应,医生在选择最佳治疗方案前可能会尝试不同的治疗方法。一种方法对于某些孩子有效,对另一些孩子则可能无效。因此,需要运用多种方法对孩子进行治疗,这就形成了综合治疗的概念。也就是说,根据孩子的病情和具体需要,合理选择并综合运用药物治疗、行为治疗或个体化教育项目等治疗方法,对孩子进行全面的干预,从而最大程度地改善孩子的症状及社会功能。

(十)知识点

1. 如何奖励孩子?

(1)确认目标行为,了解该行为的基础水平,需要改进的行为应该是明确的(小明上课3分钟离开座位)。所设定的目标行为应该是儿童能客观控制,可被观察到的,且能够反复进行强化(例如,我们设定目标,小明上课5~10分钟离开座位)。

(2)试着发现孩子的进步,及时表扬(小明从上课开始3分钟离开座位慢慢至5~10分钟离开座位,这就是小明的进步,及时奖励小明)。

（3）设定可执行目标，建立奖励机制（找一个小明喜欢的物品，不一定是贵重的，可以询问小明本人，要确保小明喜欢这个物品，让小明有为了得到这个物品而努力的动力。当小明达到我们期望的行为时，及时满足小明的要求）。

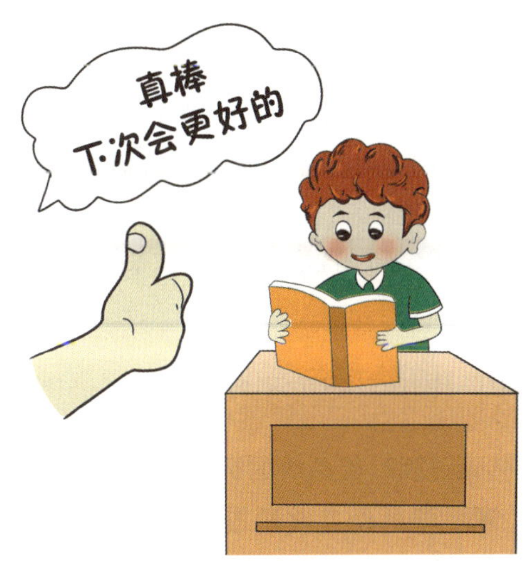

2. 在强化实施时应注意什么？

（1）开始设定的目标是孩子能完成的任务，由易到难。

（2）前期奖励以快速可以得到的实物为主，后期可以慢慢增加奖励时间，可以用代币法。

（3）在给予孩子实物的奖励时，同时也要给予社会性强化，如多关心、多称赞。

（4）帮助孩子懂得如何解决问题。例如，听小明说一下为什么要离开座位，是控制不住自己的想法还是想站起来走走。然后可以给出建议，比如一直跟着老师听讲，或者上课时向老师举手汇报。

（5）起初，期望值一定要低。就是寻求渐进性的改变，但渐进性的改变一般很难被注意到，而且一次偶然的情绪失控可能会让人忽略所有的进步，让治疗看起来无效。对于那些看起来哪怕非常小的进步，也要给予奖励，并以此为起点，逐渐进步。

3. 正性强化法的家长操作手册包含哪些内容?

从一开始,家长和老师商议制定一套能渐进达成的目标,可以将第一个强化训练目标定在多动症儿童最为擅长的学科上,上课时多对多动症儿童进行提问,多在班上表扬他,增强他的信心,树立他在同学中的好形象。如果能做到扬长避短,孩子会做得很出色。多动症儿童学习的积极性提高后,其各科学习的劲头倍增。然后第二个强化训练目标是交齐自己的作业。对多动症儿童,第三个强化训练目标是课堂注意力集中的时间要逐渐延长,加深词的记忆,采用多种方法练习,循序渐进;针对不会阅读的孩子,找适合孩子的材料让其与家长共同阅读,不以读题为目的,鼓励读题,认识常用字。

4. 家长如何使用代币管理孩子?

代币是用象征钱币、奖状、奖品等的标记物作为奖励手段来强化良好行为。比如对吃饭快、睡觉好的幼儿奖励五角星或小贴纸。如果孩子能够理解代币系统,那么我们就可以使用代币系统管理孩子。

(1)使用代币法:具体步骤如下。第一,选择明确行为,比如正确仔细完成作业;第二,建立基线,观测记录,了解粗心大意的情况;第三,确定代币,选择可以马上获得的食物或象征性、孩子喜欢的物品;第四,确定逆向强化物,这是孩子愿意做的活动、爱好等;第五,拟定交换系统,包括如何避免消极行为、代币是否易于管理、代币是否容易记录等。

在实施时,需要确定何种行为可以获得一个或几个代币,如正确完成作业,全部正确得 5 个代币,错一个项目得 3 个,错 2 个项目得 1 个,错 3 个项目没有代币。

代币必须在期望行为之后立即给予,给逆向强化物确定一个价值。如获得 40 个代币可以看一场电影,获得 30 个代币可以看一集动画片,获得 20 个代币可以多玩 10 分钟玩具。还要规定交换时间和地点,如每周末或每月末交换。

(2)使用代币的注意事项

1)选择合适的代币。第一,在选择代币的时候我们首先要考虑安全性,如果接受代币的是年幼的孩子,或者是有严重行为问题的孩子,那么就要考

虑作为代币的物品是否会被吞食或者对孩子造成伤害。第二,代币的发放和保管需要由家长控制,不能让孩子私自拿到。第三,代币可能会长时间使用,因此代币应该是耐用的,并且容易携带、处理、储备、积累的。

2)让孩子明白什么样的行为能够得到代币。这样做能让孩子知道自己的努力方向。例如我们当前想让孩子认真读绘本,我们可以和孩子说:"宝贝,如果你读完两页绘本,妈妈可以给你一个小贴纸。一个小贴纸可以换一块小饼干哦!"这样的描述会让孩子明白自己乖乖读绘本就能获得小贴纸。如果孩子想要获得更多的小贴纸,用小贴纸兑换更多好吃的小饼干,那么就会配合读更多绘本了。

3)选择强化物的清单。代币可兑换的强化物应该是孩子喜欢的、对孩子有吸引力的,这样才能有助于孩子保持好行为。如果孩子能力比较好的话,我们可以为孩子建立一个代币商城,里面提供不同质量的强化物,当然所对应的代币数量也是不一样的。如一个代币可以换一块饼干,五个代币可以看五分钟电视,十个代币可以获得一辆玩具小汽车等。

4)建立代币兑换比例。我们可以先免费给孩子一些代币,辅助孩子兑换强化物,培养孩子对代币系统的兴趣。等孩子感兴趣之后,我们先要保持一个较低的代币数量与强化物之间的兑换比例。例如一开始孩子做了一项好的行为,他马上可以获得一个代币,然后用这一个代币兑换一个强化物。这样的配对可以让孩子建立好行为、代币和强化物三者之间的关系。之后,我们需要逐渐提高兑换的比例,因为我们的最终目的是让孩子不依赖强化物也能保持好的行为。一种方法是通过提高兑换强化物所需要的代币数量来提高兑换比例。例如刚开始的时候一个代币就可以换一个强化物,慢慢地调整为两个代币才能换一个强化物,再到五个代币换一个强化物。还有一种方法是提高给孩子代币的要求。例如当孩子一开始有一项好行为时,我们就可以给孩子一个代币,但是到后期,当孩子有两三项好行为时,我们才会给孩子一个代币。

5)收集兑换代币的方式。我们可以为孩子准备一个小黑板或者一个小册子,上面画好小格子。每次孩子获得代币的时候,我们就把准备好的小红花或者小贴纸贴在格子上。这样做可以给孩子一种视觉刺激,同时刷新孩子的预期,如我再做多少事情就可以得到喜欢的东西了。我们还可以和孩子约定好每次兑换代币的时间和场所,这样的规律性能够给孩子一种仪式感和期待感。例如我们在家里放一个小黑板，每天睡前和孩子一起结算代币或者兑换代币。当然不要忘记给孩子代币的时候也要配合语言赞美，这样孩子会更愿意配合我们。

儿童成长自律表

	按时起床	认真吃饭	早晚刷牙	帮做家务	整理玩具	按时睡觉	认真学习
周一	★	★	★	★			
周二		★	★	★	★		★
周三		★	★	★			
周四	★	★	★	★	★	★	★
周五	★	★	★	★	★	★	
周六		★	★	★	★		★
周日	★	★	★	★			

表现优秀 ★★★★ 表现良好 ★★ 表现一般 ★ 表现很差 空白

奖励：每项都表现优秀可以奖励去迪士尼乐园!

6）测试代币系统。我们制定好了代币系统的兑换规则后，要和孩子进行一遍演练，来测试代币系统里的代币和强化物是否对孩子有吸引力。如果孩子对代币系统不感兴趣，我们可能需要重新选择有效的代币或者强化物。

（2）暂时隔离法：当多动症儿童出现某种不良行为时，及时将该儿童隔离在一个单独的地方，如屋内一角。利用隔离的这段时间，让儿童从情绪爆发中冷静下来，懂得被隔离是自己的不良行为所致，需要改变这种不良行为，而并非惩罚手段。不要让孩子因隔离感到恐惧、屈辱，甚至面临其他危险。

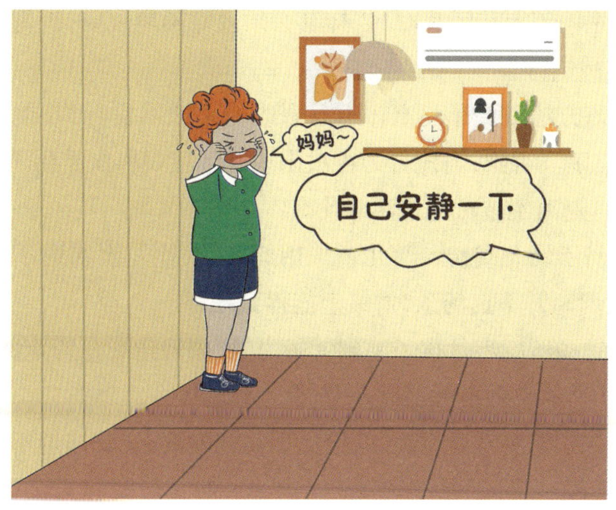

1)具体实施方法如下。

• 设定某一不能被家庭或教师所接受的不良行为作为目标行为,例如:小明在家里发脾气。

• 当目标行为发生即小明乱发脾气时,将小明置于一隔离处,如房间一角。

• 明确规定隔离的时间。1 岁左右儿童隔离 1 分钟,8 岁以上儿童可达 30 分钟,青少年则可 1 小时。如果隔离时间已到,儿童仍然大喊大叫,则重新规定隔离时间,直至其安静下来。

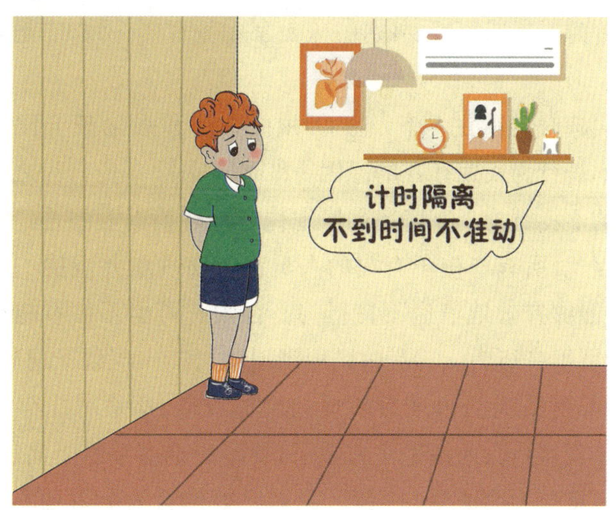

• 当儿童不愿服从隔离时，告知其必须遵守隔离规则，否则加倍延长隔离时间，并坚持执行。

• 实施该方法时要让儿童知道只有改变了该不良行为，他才会得到父母和教师的奖励。否则，当该行为再次出现时他就要再次受到隔离。

2)在暂时隔离实施时应该注意什么？

• 通常对于幼儿或初入学儿童采用此方法，让儿童知道不良行为的后果，同时让他们离开不良场景，情绪上能得到缓解。

• 隔离的场所应当是孩子感到无聊之处，如墙角或是特定的地方，而该场所没有孩子所感兴趣的物品或场景等。

• 孩子一旦发生不良行为，就应立即实施隔离，让其知道不良行为的后果，从而减少行为症状(如乱发脾气)。这是一种比较温和的惩罚措施。

• 孩子的无理取闹，或家长当着孩子的面发生争执，这些都可能助长孩子的不良行为。我们要求家庭教育意见要一致，并且采用对其无理取闹不予理睬的方式。

• 抓住适当的时机很重要。例如，当孩子的大哭大闹转成低声抽泣时，家长就要及时回应，让孩子知道大哭大闹没人理睬，而不哭不闹能得到父母的爱。

(3)消退法：消退法是指停止对某些不良行为的正性强化，从而使那些不良行为逐渐消失。消退法常用的是不予理睬的方式。例如，当多动症儿童大哭大闹时，家长的哄骗或满足其无理要求就是对哭闹的强化。许多家庭在不知不觉中强化了儿童的不良行为，或者在家庭教育不一致的情况下强化了不良行为。所以家长要做到：一是家庭教育要一致，二是采用不予理睬的方式。

在消退实施时的应注意什么？①积极关注和强化孩子日常的良好行为。②找出不良行为长期存在的原因。③通过去除不良行为之后的强化物来消退儿童的不良行为。④坚决彻底地执行上述消退程序是消退法产生效果的保证。因此，所有与孩子有关的人员都应该理解并坚决一致地执行该程序，这样才能够有效地消退不良行为。否则有可能不仅不能消退不良行为，反而会加重不良行为。⑤有时候用消退法可能出现以下现象，在开始实施消退法时，不良行为会出现短暂性的增加现象，这是可能存在的正常现象。我们不能直接认为此消退法失败了，要耐心地继续给予消退法的应用。让孩子知道不良行为会遭受“冷遇”，只有良好的行为会得到家长的赞赏和

鼓励。⑥消退不等同于忽视。

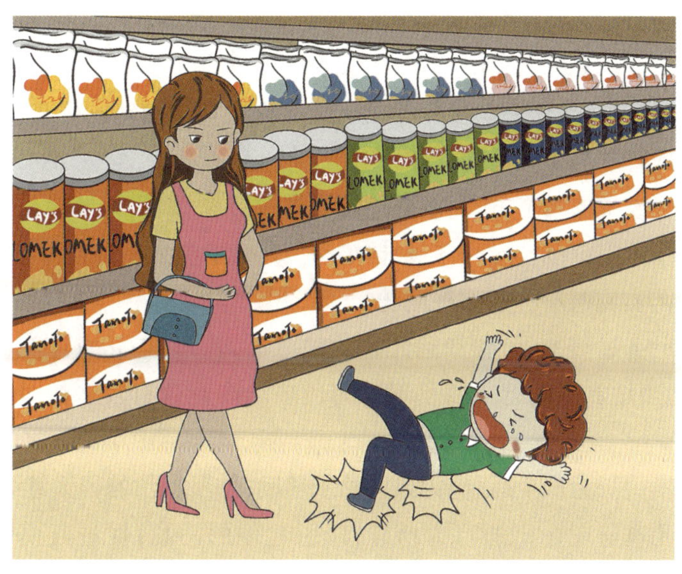

(4)示范法:示范法是树立良好的行为榜样,帮助孩子模仿和学习。可以鼓励孩子寻找“自己的榜样”,从榜样的身上寻找闪光点。老师也可以经常组织交流活动,帮助多动症孩子向行为良好的同伴学习。在家庭中,家长要为孩子树立榜样,做到既讲民主又有原则性。家长的行为往往在潜移默化地影响着孩子,而且始于童年早期。因此,家长必须注意自身的修养,为孩子树立好榜样。此外,还可通过自媒体等媒介的宣传教育,让多动症儿童习得良好行为。

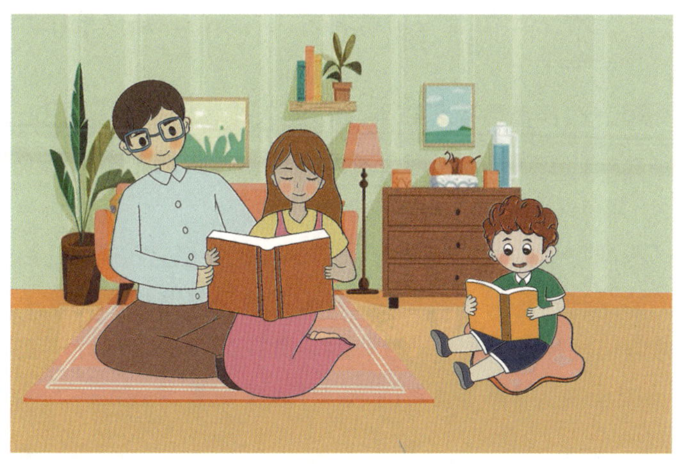

1)示范法包括哪些具体的方法?

• 现场示范,如让多动症儿童在现实环境中观察其他儿童如何遵守课堂纪律。

• 参与模仿,如让多动症儿童在观察示范儿童与同伴友好交流后,让他在指导下试着参与交流活动。

• 电视或录像示范,让儿童通过媒介的宣传和教育,逐渐模仿良好的行为举止。在运用示范技术时,应根据多动症儿童的能力确定目标行为。

2)示范实施时应注意哪些问题?

• 在示范过程中,需要知道儿童的注意能力。如果儿童注意力尚能集中,则可适当增加示范行为的呈现时间让多动症儿童有较多的时间观看示范行为。

• 在模仿行为产生后,应记录并给予奖励,使所模仿的行为继续维持。

• 为儿童呈现一定的行为榜样,以引起他的注意,促进其模仿良好行为。比如让孩子观察其他儿童如何遵守课堂纪律,与孩子一起模拟一些场合下的互动等。明确告诉孩子正确的做法,而不要让他们自己想哪里做错了。

(5)认知行为治疗:认知行为治疗是结合认知策略和行为分析技巧的结构化治疗方法。通过矫正不正确的认知,同时采用行为管理的策略,帮助儿童建立新的认知模式,从而达到改善问题行为、控制情绪的目的。

多动症儿童的组织技能训练,整合了认知行为治疗的技巧,对儿童组织、时间管理、计划等方面的问题进行治疗和改善。同时,认知行为治疗为帮助多动症儿童调控情绪、学习情绪表达、学会放松、建立理性思维提供了好的方法。

(6)沙盘治疗:沙盘治疗可以通过搭建人或物的模型,采用心理疏导手段来治疗多动症。治疗师首先向儿童介绍沙盘操作的基本方法及如何使用沙具,然后让其在沙盘上制作自己喜欢的东西。

治疗师根据每个儿童的情况进行指导。模型搭建完毕后,治疗师与儿童就搭建的物品进行探讨,在适当的情况下给予其共情和建议。通过游戏让儿童释放自己的内心,增加其想象力。研究证实沙盘治疗不仅可以改善多动症状,对于焦虑、抑郁等情绪问题同样改善明显。

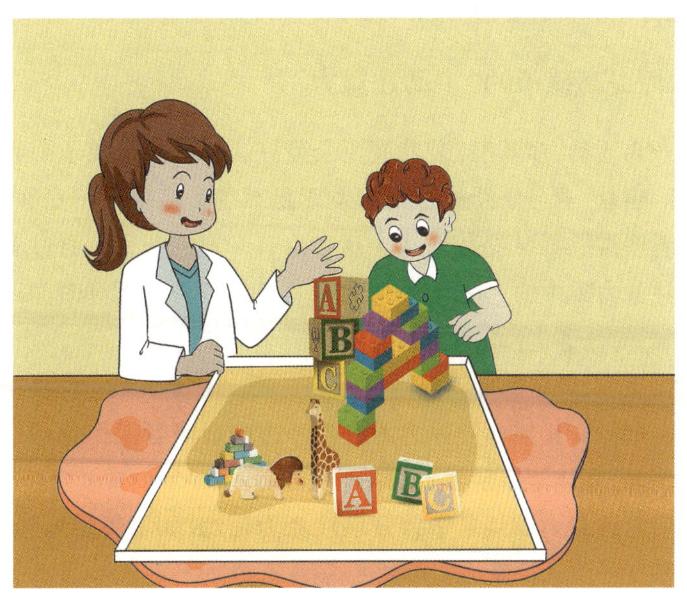

(7)音乐治疗:音乐治疗是通过音乐、节奏来治疗疾病的方法。音乐治疗可增进疗效、减轻压力、消除疼痛和焦虑等症状,方便开展家庭治疗。

治疗师通过观察儿童的一些行为与家长对儿童的一些日常行为进行沟通后,一起讨论个性化的治疗方案。同时,根据心理治疗师提出的建议,选择符合儿童的心理年龄且儿童能够接受的音乐,采用主动式音乐疗法。在治疗进行的同时播放音乐或者选择不同的乐器吸引儿童的注意力,引导儿童对音乐做出反应,同时对儿童下达游戏指令如跟随音乐节拍拍手、拍桌子、跺脚、转圈等。治疗师在说出指令的同时也做出相同的动作,让儿童更容易理解,防止因语言不通或者其他外在因素而影响对儿童的治疗效果。

这种方法可以协调儿童的身体,增加儿童的感觉输入,增强儿童大脑这部分功能的信息加工和处理能力,通过增强这部分的功能,间接地增加儿童的注意力并延长其持续时间。音乐还能够使人的某些情感与音乐产生共鸣,激发想象,促进记忆,使儿童在自己认为安全的环境中更加放松自己。

行为治疗不能局限在某个地方实施,应通过医教结合的方式让家长学会行为矫正的基本方法,同时让教师也能将行为矫正贯穿于教学实践中。行为治疗是学龄前多动症儿童的主导治疗方法。

行为治疗其实是一种要求极高的治疗方法。然而,对于多动症孩子而言，行为治疗是非常必要的。如果治疗得当，它将产生持久的效果。

5. 如何提高孩子的“主动注意力”？

丰富业余活动，多看书，多发展业余爱好。建议多带孩子一起活动，如游泳、溜冰、唱歌、学习乐器或邀请朋友踢足球等。多带孩子安静地读书或看漫画。看图讲故事对提高主动注意力也有一定的帮助。通过多次记录，了解孩子注意力集中的大概时间，按照节奏确定任务目标和时间；同时通过设置计时器，对任务进行定时。

开始做事前，确定需要完成的目标和时间。一次只做一件事，不要想着多件事情一起做。比如不要一边看电视一边吃饭或者做作业，一次只完成一件事。另外，要注意控制小孩子看电视的时间，尽量少看电视。

开展日常注意力训练。坚持开展注意力训练，如早餐训练、亲子训练，也对提高孩子的主动注意力有很大的帮助。

6. 家长如何真正开始系统的行为治疗?

家长主动了解、学习相关知识：家长首先要主动参与孩子教育、父母培训课程或在线讲座，了解多动症的症状、治疗手段的基础知识，学习行为干预和儿童的教养技巧，与医生或其他多动症家长交流育儿中产生的疑问，科学地认知并应对疾病。

(1)正确地与孩子互动非常重要：父母与孩子的互动越差，孩子发展不良行为(如叛逆、抵抗、焦虑以及自卑感)的可能性就越大。父母应给予孩子行为充分的关注和尊重。如果不知道如何开始建立互动，可以先每天抽出15～20分钟和孩子一起，由孩子决定玩什么，成人只在一旁观察，并在孩子表现好时表扬他。

(2)儿童干预、家长培训、学校干预共同协作：让孩子在医院等专业行为治疗机构接受治疗，医生及专业人员对家长、老师进行宣教。了解孩子出现不良行为的原因，让孩子在家庭和学校都能得到治疗，这样有利于创造一种长期、持续的有益于恢复健康的环境，让儿童逐渐展示他们具有进行良好行为的能力。

(3)越早开始行为治疗，孩子受益越大：对于年龄较小的儿童首先推荐行为治疗，通常他们的行为问题还较简单，和父母的互动灵活，对行为治疗

反应较好，行为更容易改变。在此基础上，如有必要应采用药物辅助治疗。

7. 面对患多动症的幼儿，家长在家应该怎么做？

（1）家长可以带领多动症幼儿做“走直线”游戏。如在家里的客厅里或在其他比较大的地方，用粉笔或线拉出一条直线，每天都让孩子两只手伸直走，一定要走直，刚开始眼睛睁开走，后来眼睛闭起来走直。

（2）训练左右手拍排球，不要拿篮球，篮球太重会伤手。排球左手拍一下，右手拍一下，拍 20 分钟左右。

1）用筷子夹玻璃球，让多动症幼儿夹起玻璃球摆在跳棋棋盘的六个角上，夹到玻璃球摆满跳棋盘为止。

2）绕毛线，引导孩子撑开毛线，跟家长配合，训练孩子的注意力。

（3）家长可以做一个每日一评的好行为记录本，记录孩子一天的好行为，如自己吃饭、自己系鞋带、作业要比昨天完成得快一点等。到晚上时把本子拿出来，把一天的好行为说给孩子听，让孩子觉得自己不错，使孩子的行为慢慢地往好的方向发展。

（4）向孩子明确具体的行为要求和规范，如幼儿在玩完玩具后不知道整理，应不断地提醒，适当加入一些“惩罚”的方法（如其他人玩的时候，让他在旁边看，玩具很好玩但就是不让他玩，让他觉得不舒服），让他意识到自己要整理玩具，不整理的话，下次就没得玩。

8. 面对患有多动症的学龄期孩子，家长该怎么办？

（1）全家对待多动症儿童的学习要态度一致，对孩子不应苛求其过分安静，不要制定过多的清规戒律，而是由易到难、由小到大、由少到多。

（2）自制力训练：如果孩子经常把书和作业本乱扔乱放，不会归位放好，可以引导他捡起来并整理好，反复强化。如果孩子做重复性或需巨大努力的作业感到困难，可以引导孩子分层次、分阶段完成作业。

（3）注意力训练：划消训练。让多动症儿童在短时间内准确地按一定要求划去某个知觉对象，划消用的材料可以是简单的符号、英文字母、几何图形、数字等。比如数字可以由阿拉伯数字组成，共有 5 个分测验，每个测验有不同要求。一个测验做 3 分钟，5 个测验连续进行，难度不同，为依次升高排列。第 1 页划掉数字 3，目的是锻炼孩子的注意指向性和集中力；第 2 页划掉数字3前面的数字,这是注意力转移的训练;第3页划掉数字3前一位的数字7,有助于发展注意的选择性;第4页划掉3和7中间的数字,第5页划掉3和7中间的偶数,可以扩大注意的广度和分配能力。

9. 面对患有多动症的青春期孩子,家长该怎么办?

青春期是青少年身心发育的关键时期,在这个阶段,青少年的身体和心理渐渐从幼稚走向成熟。他们开始拥有自己的想法和决定,向往自由和独立,希望逃脱父母的管教。这所有的变化如果处理不当,不仅会加深青少年与父母间的矛盾、引发无休止的争吵和对抗,冲动之下,他们还可能做出更危险的行为。然而,这些只是青春期要面对的普通挑战,如果再加上多动症,这些挑战就会被进一步放大,多动症孩子的父母可能要直接进入"地狱级难度"的孩子管理挑战。

(1)不要无理的惩罚和批评。青少年敏感且不会控制情绪,过度或无理的惩罚和辱骂只会激化矛盾,引起他们的不服和反抗。

(2)保持适当民主,让孩子参与家庭规则的制定,多考虑孩子的意见。当给青少年制定规则时,给予他们发言权,让他们参与到规则制定中,他们会更有可能遵守这些规定。每周举行一次家庭会议,鼓励每位家庭成员进行开放、诚实的沟通,并营造归属、接纳、合作的氛围。家庭会议的主题是征求家庭成员的意见,可表达抱怨和投诉,并给予讨论或更改规则的机会。规则的内容可以包括学习时间、宵禁、家务、电脑使用时间等,要充分考虑青少年可以完成的限度。以手机使用为例,直接没收孩子手机是不现实的,容易激发亲子矛盾。家长的态度应开放、民主,用科学的方式表达自己的观点,例如援引专家建议说服孩子,与孩子共同商讨和制定规则。当规则建立后,每个人都必须遵守规则,规则写下后家庭成员都要在下面签名。这些措施虽然不能保证孩子和家长不会因这些问题再起争端,但一定程度上可以将争端最小化。

(3)执行时保证规则的权威性,持之以恒。青春期处于儿童向成人过渡的特殊时期,孩子的自我意识更加鲜明,因此在行为矫正方面比低龄儿童更加困难。家长在与孩子相处时,制定规则的态度要民主,执行规则的态度要严肃,不能因为遇到困难、遇到孩子的反抗或耍赖而放弃,只有耐心长期坚持规则,才能够真正改变孩子的不良行为,引导孩子向着预期的目标进步。

(4)保持理智和冷静,"公事公办"地与孩子沟通。与青少年进行沟通时,尽量站在孩子的视角,找他感兴趣的点切入对话;沟通中,家长应避免自己过度情绪化,保持冷静,有理有据。如果有分歧,要明白这不是辩论,不是要谁说话赢过谁,而是结合双方的看法找到一个双方都能接受的解决方法。

(5)尊重对方的发言,认真倾听。无论是孩子还是自己发言,都应该互相尊重,认真倾听对方的意见,不要随意打断、无视对方。

(6)明确愤怒情绪和愤怒行为的差异,严格约束青少年的愤怒行为。人人都会愤怒,所以当孩子表示愤怒时,父母要帮助他们了解情绪和行为的边界。可以让他通过言语或其他一些安全的行为发泄出来,例如唱歌、运动。告诉孩子不要通过辱骂或采取危险的行为等方式来发泄愤怒,避免伤害自己、他人,或造成财物损失。

(7)对危险、违法行为零容忍。父母的宽容必须有界限。当青少年的行为会伤害到自己、他人,甚至违犯法律时,一定不能放松限制,要设立监管红线。如果违规,孩子就应该接受必要的惩罚。

10. 家长如何提高儿童管理自己学业的能力?

(1)在家中指定一个读书空间。空出一个地方放置儿童读物。这个空间没有干扰,拥有适度的照明,并且供给必需的文具用品(例如纸、铅笔、橡皮)。理想上,这个空间应该要用一些海报或艺术品布置得舒适一些,以便让儿童喜欢在这个地方花时间读书。

(2)指定做家庭作业的时间。举例来说,你可能要求儿童在下午5点做功课。不管儿童有没有家庭作业,你都应该指定一段家庭时间,如此一来,儿童会觉得反正都要做功课,他就不会赶作业或是"忘记"做作业。

(3)指导儿童将家庭作业结构化。帮助他看到要做哪些功课、计划如何做、每件工作要花多少时间等,来协助儿童将每天的家庭作业结构化。

(4)劳逸结合。帮助儿童在做家庭作业时能够定期休息一下。期望儿童能够坐下来专心读一个小时的书是不切实际的,因为每个孩子在持续进行学习和注意力方面的能力各有不同,因此你必须把这些因素考虑在内。对于这方面特别有困难的儿童,你可能要让他读10分钟,休息5分钟,然后再读10分钟,要休息5分钟等。

(5)协助儿童:随时协助或检查儿童的功课,但不要帮他做。

(6)赞美孩子:赞美孩子的读书行为非常重要。赞美和鼓励会强化儿童的学习动机。你要赞美儿童学术活动过程中所表现出来的努力态度。也就是说,你要赞美儿童辛苦完成一天的工作、做完作业、读了一篇文章等,而不要针对他是否得到高分。只要你的孩子因自己的努力而受到赞美,那么好成绩就会跟随而来。

11. 家长总被老师邀请来"茶话会",应该如何与老师有效地交流?

孩子频出状况,家长总被老师邀请去学校谈话。这无论是对家长还是老师而言,都不是一件让人愉快的事情,那么家长怎样才能更好地与老师沟通、合作呢?

(1)换位思考,从尊重老师的劳动开始。换位想象一下,老师每天要周旋在40多个孩子身边,除了要教授其必要的文化知识,还要帮助学生规范行为。老师付出心血和劳动,积极与家长寻求解决办法,即便孩子屡教不改也没有放弃,不正是称职的体现吗?因此家长也要学会换位思考,尊重老师的劳动。

(2)开诚布公、积极地与老师对话,正视问题。控制情绪,开诚布公、积极地与老师对话。多向老师主动提问,全面了解情况,如:"某某在课堂上都做了什么?""某某是从上课开始还是课程快要结束时会三心二意?"家长要正视孩子出现的问题。

(3)控制沟通的氛围,承担作为家长的责任。家长们爱子心切,有些家长可能会在老师讲出孩子的不足时,回避问题甚至带有情绪地回击。这些对找到问题并解决问题毫无用处。

老师讲话时要认真聆听,当老师指出孩子不足时,向老师表示自己确实在认真对待他的建议,并且一直在帮助孩子改正,只是效果不大,因此自己和老师一样头疼。这样的表达会更有利于形成和谐的沟通氛围。

(4)与老师共同商讨合适的解决方法。家长积极提供过去实施过的有效方法,或者自认为可能有用的建议,并结合老师的建议,寻找一个每个人都能接受的解决方法。

在找到解决方法后,家长平时也要多与老师联系,密切关注孩子的情况。如果孩子的情况有改善,要记得向老师表达谢意。值得注意的是,若经过家长与老师的商讨和干预后,孩子的情况仍旧没有太大改善,家长应立即带孩子就医,寻求医生的建议。

三 多动症共患病的治疗

单纯的多动症大约占多动症的三分之一，而绝大多数多动症孩子伴有其他疾病。多动症的功能损害涉及很多方面，如认知、情绪、社会交往、运动等。关于多动症，家长往往仅关注其核心症状，即注意缺陷、多动/冲动，忽略了多动症其他共患病，如抽动障碍、孤独症谱系障碍、言语和语言障碍、癫痫、精神障碍、遗尿症等；同时也忽略了由多动症引起的一些症状，如运动笨拙、时间感不强、同伴交往问题、学习成绩与智商不匹配等，因此在确诊多动症后也要关注多动症儿童有没有共患病，以及这些共患病及症状对其产生的影响、共患病的治疗。当然，多动症的共患病是以多动症症状为主的疾病，并非其他疾病为主的共患多动症。比如多动症共患抽动障碍，但是也有很多抽动障碍共患多动症。两者在共患率、评估、诊断、干预和治疗上均有不同，我们要区别分开。

（一）多动症共患抽动障碍

在多动症儿童中，经常伴随各种类型的抽动障碍。多动症儿童共患抽动障碍的概率比正常儿童大很多。可能因为这两种障碍有着共同的发病机制，即这两种障碍的孩子前额叶调控功能降低，有一部分孩子前额叶至纹状体通路神经递质分布不平衡，多巴胺在纹状体过度积聚而不能到达前额叶。

（1）多动症共患抽动障碍儿童的表现。多动症共患抽动障碍的儿童特点：儿童在幼儿期时常表现多动症的症状。如注意力分散、上下爬、不听大人指令、任性冲动，同时还出现抽动障碍的症状，可伴有不同程度的注意力不集中、多动、强迫性动作、思维或其他行为症状。抽动的表现时间长短不一，可为短暂性，也可为长期性。初次抽动多为简单性运动抽动，一般以眼肌、面肌抽动多见(眨眼)。几个月后,抽动肌肉群可能出现转移,可向颈部或上下肢发展,常表现为挤眉、翻白眼、皱额、缩鼻、咬唇、张口、露齿等运动抽动。也可有发声,比如清嗓、咳嗽声、鼻吸气声或无音节的喊叫及各种各样的动物叫声,也可表现为复杂性发声抽动,如重复言语或无意义的语音、模仿言语、无聊的语调,重复、刻板、单一的秽语,实际是喉部、咽部等与发音有关的肌肉收缩造成的。发声抽动既可以为首发症状,也可以在运动抽动后出现,或者与运动抽动同时出现。

(2)抽动障碍的常见类型。一般多动症共患抽动障碍的孩子,家长更加关注抽动障碍而忽视多动症的表现,这两种疾病都影响孩子的发育。抽动障碍主要表现为三种类型,即短暂性抽动障碍、慢性运动或发声抽动障碍和抽动秽语综合征。

实际上抽动障碍不仅仅是容易和多动症相混淆的一种临床问题,也是多动症的常见共患病,两者常同时出现。35% ~50% 的多发性发声抽动和运动抽动孩子可能伴随注意力不集中、小动作多和冲动的表现。抽动症状越严重,伴随的多动症症状越多。因此,有时需要鉴别两者,而有时则需要将两者共同治疗。抽动障碍从程度上有轻有重,从病因学上也有很大不同,只有积极地就诊和咨询才可以有效帮助儿童克服困难,健康成长。

(3)多动症共患抽动障碍的治疗方法。对于多动症共患抽动障碍的治疗,首先应在详细临床评估的基础上制订多阶段治疗计划。治疗通常以药物治疗为主,辅以行为治疗。抽动障碍会对孩子的生活、学习和家庭带来不同程度的影响,抽动的症状易受精神创伤、情绪波动或学习负担过重等因素的影响而加重,因此行为治疗很重要。治疗前首先要与孩子及其家长进行沟通,让孩子、家长和教师理解抽动的性质和特征,理解这是一种病,而不是调皮、故意的,以得到他们的配合与支持。要帮助孩子建立正确的认知,帮助他们不为此感到自卑、自责,正确对待同学的讥讽,处理好与同学的关系,增强治疗的信心。家长不必过分担心和紧张,仔细观察和分析引起抽动的可能因素,并避免这些因素的出现,改善家庭环境。对孩子不要训斥和批评,也不要过度关注和提醒,否则会加重症状的发作,应正确教育、耐心帮助、体贴安慰。合理安排孩子日常作息时间和活动内容,避免过度疲劳、情绪紧张及各种心理刺激,可做些家务,开展节律性体育锻炼。对于年龄较大的孩子,可以进行心理治疗。近年来,国外有报告采用习惯反转训练行为疗

法可减轻抽动症状，如对于发声抽动孩子可进行闭口、有节奏缓慢地做腹式深呼吸，从而减少抽动症状。另外还有自我监视和松弛训练疗法，但以习惯反转训练行为疗法疗效最好。近年有报道用脑电生物反馈疗法来治疗有一定的疗效。

1）药物治疗：对于多动症共患抽动障碍的孩子，通常优先治疗多动症。轻度抽动障碍孩子，在治疗多动症的过程中，抽动症状会有所改善。首选盐酸托莫西汀治疗。对于抽动症状严重、上述治疗后抽动症状改善困难的孩子，在治疗多动症症状的同时，可选可乐定、阿立哌唑、硫必利等。

2）非药物治疗：抽动障碍会对孩子的生活、学习和家庭带来不同程度的影响。抽动的症状可能因为孩子情绪波动、压力增加、睡眠质量等因素的影响而加重，抽动障碍的非药物治疗很关键。

（二）多动症共患学习障碍

标准化的测验中发现学习潜能（智商）与学习成绩有显著的差异，至少要大于1.5～2.0个标准差，就称之为学习障碍。不过这种差异可能会受孩子的动机不够、不适当的教育环境、言语和语言障碍的影响。孩子是否有书写困难、计算困难的问题可以作为诊断的参考。由于采用的确定标准不同，多动症孩子共患学习障碍的比例占10%～90%。

1. 多动症儿童共患学习障碍的特点有哪些?

学习障碍是多动症儿童常见的问题之一。这些儿童的学习障碍与他们的注意缺陷、动作多、感知能力缺陷有关。观察发现多动症儿童的学习障碍主要有以下几个特点。

(1)学习成绩波动不定:多动症儿童在学习上的最大特点在于他们的成绩很不稳定。对于这些儿童来说,对那些自身感兴趣的科目,他们往往更容易集中精神,而对自己不感兴趣的科目则往往疏忽倦怠,成绩不佳。另外,当教师、家长对他们的学习倍加留心时,他们的成绩就会相应提高;当教师、家长疏于监督时,他们的成绩又会明显下降。

(2)越简单的题目越容易出错:多动症儿童由于行为冲动,对于越简单的题目反而越容易轻视,没有看清楚题目就急着做出回答,这样就更容易出错。对于那些复杂的题目,儿童反而容易用心理解题意,做得更好。可以发现,考试卷子的前半部分(相对简单的题目),容易出现错误,尤其是那些因为对细节不够仔细导致的错误,如加减乘除的符号、计算时的进位等,而考卷的后半部分(相对复杂的题目)反而完成得不错。

当儿童存在多动症和学习障碍的双重表现时,家长可以做的除了明确儿童的问题,必要时帮助儿童服药之外,还要纠正自己在帮助儿童提高学习成绩时采取的方式和方法。

(3)阅读障碍与多动症共患的情形是较常见的。使用中枢神经兴奋剂加上特殊教育辅助来治疗多动症共患学习障碍的孩子,效果是最显著的。中枢神经兴奋剂可帮助阅读障碍的孩子提高工作记忆,帮助他们在考试、计算时发挥较好状态。多动症伴共患智力障碍会让这些孩子在学习上碰到更多挫折与困难,除了药物的治疗外,更需要特殊教育的配合。

2. 多动症共患学习障碍是怎么治疗的?

(1)行为干预:行为干预包括学习障碍相关技能训练、心理治疗等内容。学习障碍相关技能的训练主要通过感统训练、认知训练、注意力训练、手眼协调能力训练、执行功能训练、记忆力训练、阅读理解能力训练等治疗内容进行干预,改善其特定学习困难问题。心理治疗主要是以提升自信,改善同伴关系,改善亲子关系,提升自尊心、自信心等方面为主,认知行为治疗是重

要的干预方法。

(2)家庭支持和指导:通过家长培训,对家长进行技术支持和治疗,改善孩子父母对其的合理预期,改善父母情绪,综合运用认知行为疗法等,减少孩子学习方面的困难。

(三)多动症共患言语和语言障碍

言语和语言障碍是指理解和使用口语、书面语言或其他符号系统时有困难,语言发育偏离了正常的发育轨道,进而导致沟通、社交、学业成绩等方面的功能受限。多动症共患言语和语言障碍在不同亚型中发病率略有不同,最多见于注意缺陷型多动症,其次是混合型多动症,在多动/冲动型多动症中发病率相对较低。

多动症儿童的工作记忆受损。工作记忆在写作过程中至关重要,能够在处理新信息时提取前面句子中储存的信息,而多动症儿童工作记忆能力更弱,不能在语法上处理复杂的信息,同时语言的理解程度也会降低,还会出现更多的拼写错误。

1. 多动症共患言语和语言障碍的儿童有哪些表现?

(1)幼儿期:表现为发音出现晚,听不懂别人说话、单向语言、喋喋不休等。很少注意到对方讲话,只顾自言自语,或经常变换话题。

(2)学龄期:学龄期多动症儿童自我意识增强,在自己知道自己说话困难时,则更容易出现语塞、口吃、说话偏少、表达困难、书面语言表达不利等。这些通常出现在比较紧张的时刻(如上课被老师点名时),一般在正常的日常对话中未表现出明显异常。

在学习上,共患语言障碍的多动症儿童在单词阅读、数学计算和书写等方面存在困难,导致其学业更差。共患语言障碍的多动症儿童更容易出现不良的自我意识,因此这类儿童也容易出现焦虑障碍、社交恐怖症及拒绝上学等。

2. 怎么样判断多动症的孩子共患语言障碍?

(1)符合多动症的诊断标准。

（2）符合语言障碍的诊断标准：①由于理解或表达的缺陷，在获得和使用语言（说、写、手语）方面有持续困难，如词汇量少、句子结构有限、交谈受损。②语言能力远低于年龄预期，导致沟通、社交、学业成绩和职业表现的功能受损。③发生在发育早期。④不是由于听力或其他感觉障碍、运动功能障碍、其他医学或神经系统疾病引起，也不能用智力障碍或全面发育迟缓所解释。

3. 多动症共患语言障碍怎么治疗？

家长应理解孩子的病情。孩子有两方面的问题，既有多动症又有语言障碍，这些均会对儿童的学习、情绪、人际交往具有不良影响。

如果这些学龄儿童针对多动症进行药物治疗后，其行为症状改善明显，但是孩子的学习成绩没有提高时，需要考虑孩子的用药是否规范以及语言障碍对孩子影响的严重程度。在用药规范的基础上，建议接受语言治疗。将多动症的评估结果和语言的评估信息与语言治疗师分享，为孩子的语言治疗制定客观的目标，包括短期和长期的治疗方案，促使多动症共患语言障碍的儿童取得最大进步。

家长对儿童的学习要有客观期望，不能盲目地过高要求儿童。对于年长儿童，其已经进入逻辑思维的学习阶段，语言功能起着非常重要的作用，对学习的影响更大，更不能急于求成。

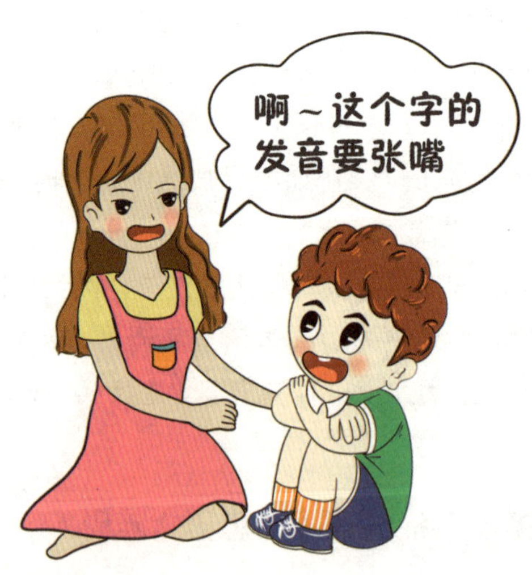

（四）多动症共患睡眠问题

儿童睡眠障碍包括失眠、睡眠呼吸障碍、昼夜节律相关睡眠障碍、异态睡眠、睡眠相关运动障碍及其他未分类的睡眠障碍，而就寝抵抗、入睡困难、夜醒、白天嗜睡等则归类为睡眠问题。

多动症是持续全天的疾病，除了白天存在注意缺陷、多动/冲动的核心症状外，大多数儿童夜间睡眠也存在问题，尤其是对于多动/冲动为主型多动症儿童，夜间更容易存在拒绝就寝、夜醒等行为。多动症儿童的睡眠问题报告率高达25%～50%。

1. 多动症共患睡眠问题有哪些表现？

多动症儿童存在更多的就寝抵抗、入睡困难、夜醒、晨醒困难、白天嗜睡等问题。多动症儿童睡眠潜伏期延长、每小时睡眠期转换次数增多、睡眠呼吸暂停低通气指数升高、睡眠效率下降、实际睡眠时间缩短。

多动症儿童中睡眠呼吸暂停的发生比例显著高于一般人群。多动症儿童褪黑素分泌较正常儿童延迟，睡眠时相延迟。其中，注意缺陷为主型多动症孩子可能表现为过度睡眠、白天嗜睡；多动/冲动为主型多动症孩子睡眠效率更差，睡眠持续时间短；混合型多动症孩子容易共患更多的睡眠问题，如失眠、睡眠不安、夜醒和噩梦等。

目前治疗多动症的一线药物盐酸哌甲酯缓释片、盐酸托莫西汀胶囊，用药过程中可能会影响孩子的睡眠，以至于多动症儿童和家长不容易坚持用药。

盐酸哌甲酯缓释片对睡眠的影响主要是由于药物对中枢神经系统多巴胺和肾上腺素的释放与再摄取的破坏，并且对于刚开始服用药物和服用药物时间较长的孩子还有所不同。服用较大剂量盐酸哌甲酯缓释片的孩子睡眠问题较多，服药前本身就有睡眠障碍的孩子则会出现睡眠不良加重的情况。服用盐酸托莫西汀胶囊的睡眠问题是嗜睡，尤其是在刚服药阶段或快速增加剂量时。盐酸托莫西汀胶囊夜间给药可以减少嗜睡等睡眠问题的发生。

2. 怎么判断多动症儿童有无睡眠问题?

判断多动症儿童有无睡眠问题首先需要评估孩子的睡眠质量。在最初确诊多动症时就要给予其睡眠评估,并且在多动症的整个诊疗过程中都需要定期进行睡眠监测,以早期发现睡眠问题或睡眠障碍,进行早期干预,从而促进其社会功能的恢复。目前用于儿童睡眠评估的方法包括临床访谈、睡眠问卷、睡眠日记以及睡眠监测仪。我们可以从问诊和仪器等多方面检测评估孩子的睡眠质量。

3. 多动症儿童共患睡眠问题后需要怎么干预?

首先对多动症进行治疗,其次对家长和孩子进行睡眠习惯指导。在药物治疗的随访过程中,观察其共患的睡眠问题是否得到改善。若无明显改善,则应对孩子的睡眠问题进一步筛查评估,采取睡眠行为干预、药物治疗和其他方法。对多动症儿童相关的睡眠问题采取个体化干预,包含建立良好的睡眠卫生习惯、行为治疗、药物治疗等。

治疗药物包括镇静催眠药、抗组胺药等。服用药物时必须在专业医生的指导下用药,并且用药期间观察多动症症状的变化,以及孩子生活质量的改善状况,并予以适当调整。

如果多动症的睡眠问题是口服治疗多动症的药物导致的,应调整药物的治疗策略,尤其是盐酸哌甲酯。出现睡眠问题时应该先观察1~2个月,观察孩子的睡眠问题有无改善。一般中枢神经兴奋剂导致的失眠通常在1~2个月有所减轻。还需要调整剂量和服药时间,必要时调整治疗用药,换用非中枢神经兴奋剂盐酸托莫西汀或可乐定,也可以加用褪黑素改善睡眠状况。

睡眠障碍的儿童应注意饮食,避免食用含有咖啡因等容易兴奋的食物。如果孩子缺乏铁元素,可以适当补充铁剂。

(五)多动症共患进食问题

多动症儿童也存在进食的问题,他们容易偏食、挑食、胃口差、体型偏瘦。在儿童保健医生那里,孩子的父母也会被告知其子女存在一些微量元素的缺乏,如缺锌、缺铁等,而他们的血铅含量增高,这些都是与进食和环境

因素密切相关的结果。有些家长会问:“这些微量元素的异常会不会导致了多动症？如果针对这些问题进行纠正,能不能根治多动症呢?”我们的研究确实发现多动症的儿童存在血铅含量增高的现象,而铅本身在体内的堆积也确实影响个体神经系统的功能,如躁动不安等,而通过排铅治疗,可以在一定程度上减少多动的行为。但是,并不能认为多动症就等同于铅中毒的表现。多动症是独立的一组精神疾病,需要专门的治疗方法,单纯的排铅治疗不能治疗个体多动症症状。

对儿童进行适当的营养补充,对儿童的成长具有一定的作用,但是这只能作为一种辅助的手段,而不是主要的医学干预手段。多动症儿童体型偏瘦更多是由于偏食、挑食引起的,而偏食、挑食是一种不良的生活习惯。在这一点上,家长应当建立餐桌规则,对儿童的进食进行关注,增加新鲜水果和蔬菜的摄食量,注意肉类蛋白的摄食,均衡儿童的营养状态;起到模范带头的作用,反思自身的进食习惯,防止在无意间给儿童做出坏榜样。

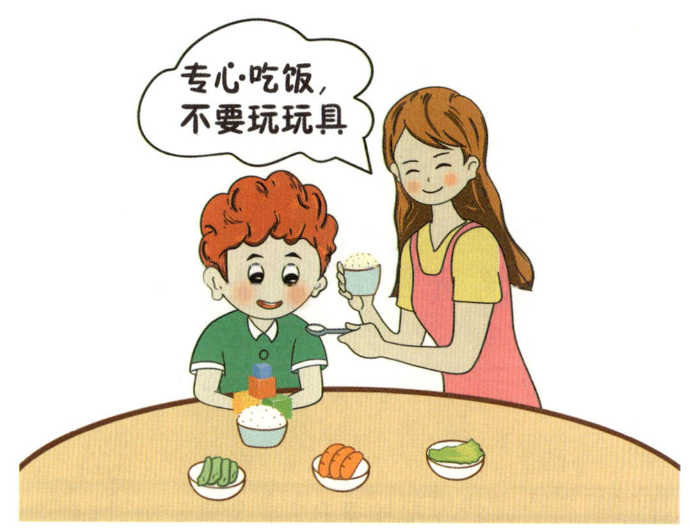

(六)多动症共患遗尿症

多动症的突出表现就是大脑执行功能障碍。大脑执行功能障碍可能影响儿童的排泄功能。多动症儿童共患遗尿症的风险是正常儿童的2.7倍,尤其是注意缺陷为主型多动症儿童,夜间遗尿更多。

多动症共患遗尿症儿童往往难以治疗，特别是在遗尿的控制上更难见到疗效。所以应强调对多动症共患遗尿症儿童的综合治疗，加强对其的社会和心理支持，帮助其提高的多方面功能。

1. 多动症共患遗尿症有哪些表现？

多动症共患遗尿症的孩子在觉醒和警觉方面功能低下，遗尿方面的表现为遗尿次数多，夜间遗尿常见。白天过度兴奋，夜间平均遗尿2～3次。遗尿儿童常常伴夜惊、梦游等。

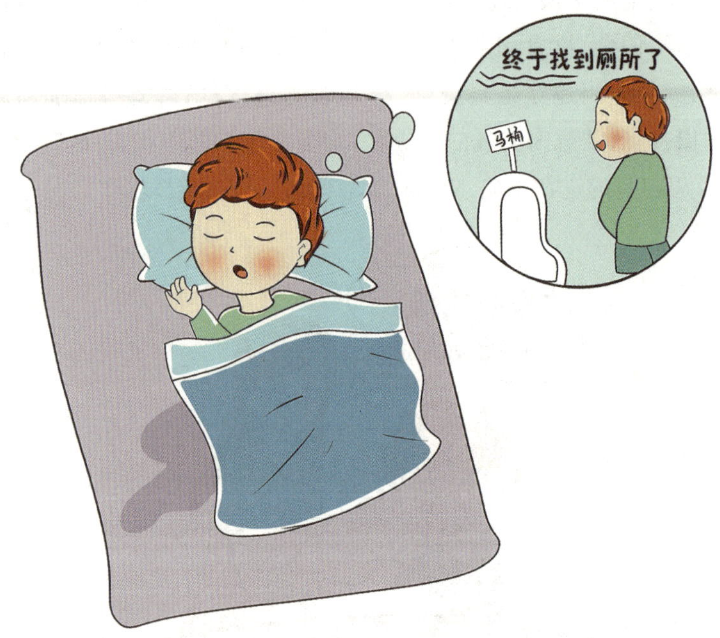

2. 怎样判断多动症共患遗尿症？

(1)多动症共患遗尿症主要根据遗尿开始发生的时间、发生的频度，是白天遗尿还是夜间遗尿，以及尿量的多少来判断。如是夜间遗尿，应了解每晚遗尿的次数。父母是否因遗尿而惩罚儿童；儿童是否要求治疗，家庭中最近或是否经常有情绪冲突或发生意外事件；遗尿对儿童生活有无影响；父母或近亲是否有遗尿史，儿童每天清醒时排尿的次数和尿量。

(2)须进行尿常规检查或尿培养,排除尿路感染、慢性肾病、糖尿病等。尿比重测定可以排除因血管升压素缺乏所致的遗尿。辅助检查包括泌尿系统彩超、脑与脊柱磁共振成像、尿流动力学检查等。

(3)确诊标准

1)符合多动症的诊断标准。

2)符合遗尿症的诊断标准:①儿童年龄与智龄至少5岁。②不自主地或有意尿床或尿湿裤子,7岁以下每月至少2次,7岁以上每月至少1次。③不是癫痫发作或神经系统疾病所致的遗尿,也不是尿道结构异常或任何其他非精神科疾病的直接后果。不存在任何其他精神障碍的证据。④病程至少3个月。

3. 多动症共患遗尿症如何治疗?

主要依据症状严重程度、功能损害情况,以及家长的要求综合考虑先治疗多动症还是遗尿。如果多动症症状严重,功能损害较大,家长诉求集中在多动症方面,多动症共患遗尿症在制定治疗方案时应着重先控制多动症症状,在合适的时机加入对遗尿症的治疗。相反,如果遗尿症症状严重,则待遗尿控制后,再逐步治疗以改善多动症的症状,使孩子潜能得到更大程度的发展。如果家长要求治疗遗尿症,医生觉得多动症的损害影响更大,则家长需要和医生沟通,建议听从医生的安排。多动症共患遗尿症具体治疗方式如下。

(1)药物治疗

1)盐酸托莫西汀:是治疗多动症的一种非中枢神经兴奋剂,对夜间遗尿有较好的缓解作用,并且盐酸托莫西汀在延迟入睡方面的不良反应较小,但易出现疲劳和恶心的症状。故对多动症共患遗尿症儿童,考虑首选盐酸托莫西汀。

2)精氨酸升压素:对遗尿症有较好的疗效,能减少夜间遗尿发生的次数,可以提高儿童的睡眠质量,改善多动症共患遗尿症孩子日间警觉功能,部分儿童还减轻了多动症的症状。

3)盐酸哌甲酯:当多动症症状的功能损害相当严重,而遗尿相对较轻的情况下,可选用盐酸哌甲酯等中枢神经兴奋剂。

(2)行为治疗:多动症的行为治疗详见本书中非药物治疗部分内容,有关遗尿症的行为治疗方式如下。

1)排尿功能训练:让孩子多饮水,白天想要排尿时,让孩子延缓排尿,保持静坐放松,根据孩子的情况逐渐增加延缓排尿的时间。或者在排尿时让孩子突然停止一会儿,然后再继续排尿。这样可以锻炼孩子膀胱括约肌,减少孩子遗尿次数。

2)心理教育和健康科普:对遗尿症孩子及其家庭提供心理教育和健康科普,询问孩子对遗尿的想法,掌握孩子遗尿的规律,设法使其在完全清醒的状态下排尿。对夜间遗尿的孩子,晚餐后应限制其的液体摄入量,并在睡前上厕所。白天应避免过分紧张和疲劳。

3)心理行为疗法:记录影响遗尿的可能因素,如睡眠时间、晚上饮水的情况、白天活动情况、孩子最近的情绪等。

如果孩子未出现尿床,给予孩子奖励,可以用代币法(如星星、红旗等)增强孩子控制遗尿的信心和能力;孩子出现尿床时,则要求其与家长一起清洁床铺和衣物。可以用闹钟叫醒孩子起床排尿,采用逐渐延迟闹钟唤醒的时间,使睡眠时间逐渐延长。还可以使用排尿报警器。当孩子遗尿时,报警器可以发出警报声而唤醒孩子起床排尿。报警器使用过程中应记录每晚报警的次数,描述尿渍的大小和遗尿的时间。从遗尿次数的减少或尿渍变小反映改善的情况。

(七)多动症共患癫痫

1. 多动症共患癫痫的表现是什么?

多动症的癫痫共患率很高,有 30% ~40% 的多动症伴发癫痫。其具体表现为多动症的症状共患癫痫发作和脑电图异常。有人认为癫痫与多动症可能无关,是两种独立的疾病同时存在。

1.开始发作

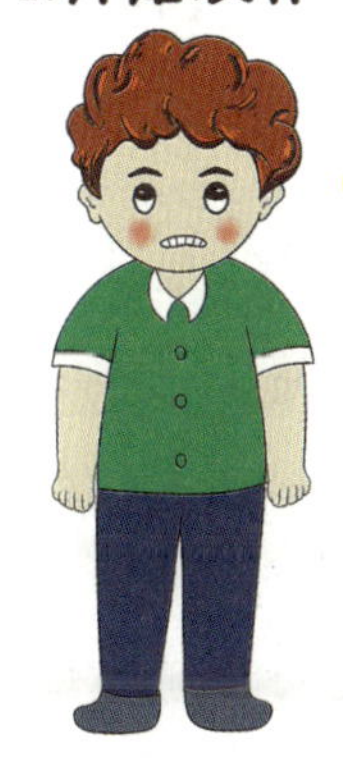

全身僵硬

眼睛上吊

牙关紧闭

2. 然后

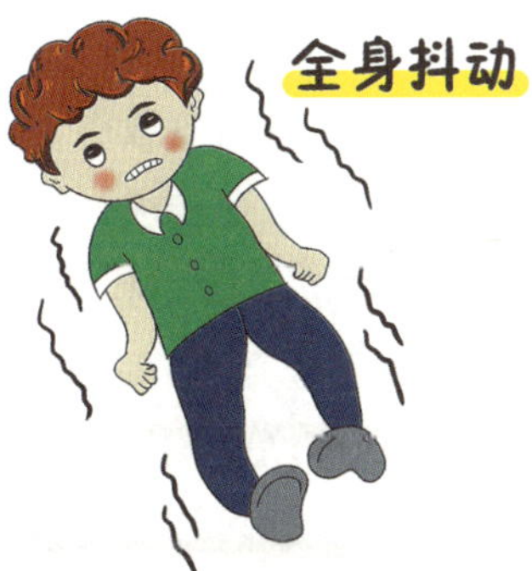

全身抖动

3. 没过多久

无意识地躺着

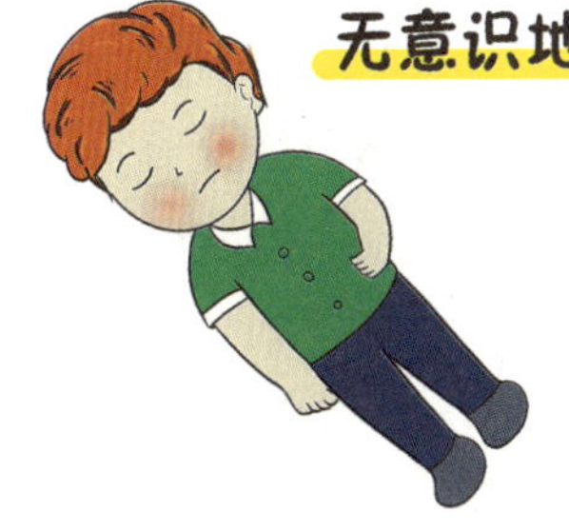

4. 过段时间

慢慢恢复

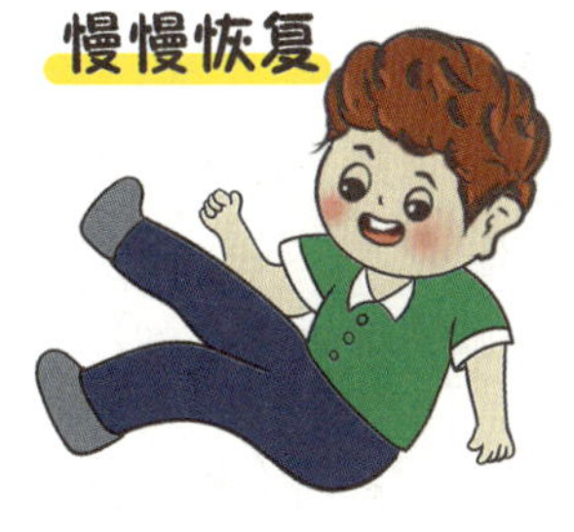

2. 怎么判断多动症共患癫痫?

癫痫指以癫痫发作有持久发生倾向为特征的脑部疾病,伴有神经生物、认知、心理和社会功能的影响。癫痫的诊断以神经内科为主导。

多动症儿童应用脑电图作为癫痫发生风险的评估依据。如果多动症儿童脑电图异常,需要儿童发育行为科和神经内科共同诊疗。

多动症共患癫痫也较为常见,频繁发作期孩子的治疗以癫痫控制为优先,定期评估和调整治疗方案和目标,需要家长、儿童、老师的共同参与。

3. 多动症共患癫痫时,抗癫痫药物怎么选择?

整体来看,多动症的症状与癫痫的神经系统特征之间无显著性相关,包括起病年龄、发作持续时间、发作频率等。无论单用或者联合应用苯二氮䓬类、苯巴比妥、托吡酯都与多动症严重性无关。但也有研究认为，抗癫痫药物、反复癫痫、非惊厥性痫样放电对于警觉性、记忆及认知处理速度方面的不良影响均可能导致多动症。因此，癫痫共患多动症在治疗前应该尽可能优化抗癫痫治疗，尽量争取更好的发作控制，减少多药治疗及可能的药物相互作用。如果可能，更换成对认知及行为影响更小的药物。

(1)可能对孩子认知和行为造成不良影响的抗癫痫药物：包括苯巴比妥、托吡酯、加巴喷丁和苯妥英钠。托吡酯与苯巴比妥可能加重多动症症状；加巴喷丁可能增加孩子的多动、易怒和攻击行为，且在行为障碍和发育异常孩子中更为明显；苯妥英钠可导致孩子记忆、运动、思考速度的降低。

(2)可能对控制多动症有益的抗癫痫药物：包括丙戊酸钠、卡马西平和拉莫三嗪。丙戊酸钠可稳定孩子的情绪，有研究表明发作症状和脑电图异常的注意缺陷为主型多动症孩子常规采用丙戊酸钠治疗可稳定情绪、改善脑电图及多动症症状；卡马西平在部分孩子中可改善注意力；小样本的研究发现拉莫三嗪可能有改善孩子行为和提高注意力的作用。

(3)其他：替加滨和奥卡西平不影响孩子的行为。左乙拉西坦是否对孩子行为有影响目前存在争议。

4. 多动症共患癫痫如何治疗？

治疗原则：①多动症治疗前应注意最大程度地优化抗癫痫治疗的方案，获得较好的癫痫控制，尽量避免多药联合应用，注意药物间的相互作用，控制严重痫样放电。②对于多动症症状严重、明确诊断为多动症共患癫痫的孩子，为了改善多动症症状，在抗癫痫治疗的基础上，首选加用多动症药物治疗。③对于多动症症状不严重的孩子，在抗癫痫治疗的基础上，选择行为干预改善多动症症状；行为干预失败/不能进行行为干预/拒绝行为干预的孩子，选择加用多动症药物治疗；对于共患其他问题或共患其他疾病者，加用其他治疗。

盐酸哌甲酯对于有癫痫病史的孩子、无癫痫但脑电图不正常者，以及极少数无癫痫病史且无脑电图异常者，有可能降低其惊厥阈值。新近的研究认为，当癫痫稳定(每月发作少于1次)时，中枢神经兴奋剂不会增加癫痫发作的风险。起始剂量从18毫克开始，根据症状和不良反应耐受情况，1周后即可增加剂量。提高剂量后疗效没有改善、不良反应增加或出现癫痫发作

加重时，以上一次剂量为合适剂量。

已有临床研究发现盐酸托莫西汀治疗此类孩子并未使癫痫恶化。盐酸托莫西汀不会增加多动症儿童癫痫发作的危险，可显著增加皮质区有利于注意力和执行功能区的活性。

（八）多动症共患孤独症谱系障碍

多动症孩子中约有13%共患孤独症谱系障碍。一项最新的临床研究显示孤独症谱系障碍儿童的注意缺陷和多动症状越严重，其共患精神障碍症状的种类越多。

1. 多动症共患孤独症谱系障碍有什么表现？

与单纯孤独症谱系障碍儿童相比，共患多动症的孤独症谱系障碍儿童在认知问题、焦虑、完美主义、社会问题、睡眠问题方面表现得更为严重。多动症的症状使孤独症谱系障碍儿童的执行能力降低，尤其对熟练的行为表现困难。目前，两病共患的原因还不清楚，孤独症谱系障碍与多动症可能有共同的遗传学基础。致病基因有所重叠是二者共患病的遗传学基础，二者均存在额叶与顶叶的活动水平低下。

2. 多动症共患孤独症谱系障碍如何治疗？

最优的治疗策略包括认知行为治疗、中枢神经兴奋剂治疗和综合治疗。有些共患孤独症谱系障碍的孩子可能较难耐受多动症治疗，但对疾病的整体管理非常有帮助。中枢神经兴奋剂的使用可以从小剂量开始，逐步增加剂量以达到治疗效果，且中枢神经兴奋剂疗效优于认知行为治疗。对多动症共患孤独症谱系障碍的主要干预方法为综合干预治疗。

干预的原则主要如下。①早开始：干预越早越好，确诊孩子立即干预，对可疑的孩子也应及时进行干预。②科学性：使用有循证医学证据的方法进行干预。③系统性：干预应该是全方位的。④个体化：针对不同的孩子制订科学的个性化的干预方案。以社会交往作为训练的核心内容，以行为疗法为基本手段，结构化教育与随机化训练为基本框架，安排有序生活，建立每日生活常规，寓教于乐。

若多动症的症状严重，则采用药物干预。目前，治疗孤独症谱系障碍共患多动症的一线药物为哌甲酯和托莫西汀。中枢神经兴奋剂哌甲酯能够显著改善多动、注意缺陷和冲动症状，而对哌甲酯不耐受者则选用非中枢神经兴奋剂托莫西汀，除缓解多动或冲动行为外，还可改善孤独症谱系障碍孩子焦虑情绪，且药物不良反应较低、无成瘾风险。利培酮对改善孤独症谱系障碍孩子的多动行为、降低其兴奋性也有一定的效果。

（九）多动症共患对立违抗性障碍/品行障碍

多动症共患对立违抗性障碍者约40.3%，共患品行障碍者约29.2%。多动症男童常共患破坏性行为障碍，年龄小的多动症儿童共患对立违抗性障碍者较多。随年龄增长，其可发展为品行障碍。伴对立违抗性障碍者较单纯多动症有更多的冲动行为、攻击性行为，脾气更暴躁，二者共患更易出现负性情绪。这些孩子长期预后较差，较容易出现反社会行为、物质滥用、攻击行为或犯罪。

1. 多动症共患对立违抗性障碍/品行障碍有什么表现?

（1）对立违抗性障碍多见于10岁以下的儿童，基本特征是持久性的违抗、敌意、对立、挑衅和破坏行为，而且具有冲动性。这些行为明显超出了同龄儿童青少年在相同文化背景中行为的正常范围。

对立违抗性障碍的警示症状：频繁地挑起与成人的争执、拒绝遵守规则、易怒、抱怨、怀恨在心、故意惹恼他人、因为自己的错误责怪别人。孩子一般从小对挫折的耐受力很差，好发脾气。

（2）品行障碍是指在儿童青少年期反复持续出现的攻击性和反社会性行为。这些行为违反了与年龄相适应的社会行为规范和道德准则，影响他们自身的学习和社交，损害他人或公共利益。

品行障碍的警示症状：攻击他人和动物，如经常欺负、威胁或恐吓他人等；破坏财产，如故意破坏他人财产、欺骗或偷窃等。

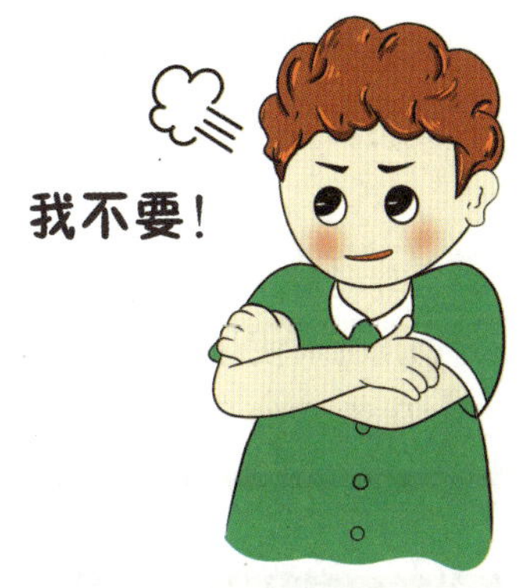

2. 多动症共患对立违抗性障碍/品行障碍如何治疗?

(1)优先治疗多动症:共患对立违抗障碍性障碍/品行障碍的多动症儿童的治疗,优先治疗多动症。对对立违抗障碍性障碍/品行障碍者进行父母培训、行为治疗、认知行为治疗等综合治疗。药物治疗中哌甲酯和托莫西汀均作为首选一线用药。

(2)父母培训:纠正父母不良的教养方式,建立合理的、符合孩子年龄的规则,用正性指令、鼓励、协商、正强化等方法处理亲子关系及孩子自身存在的行为问题,提高孩子对指令的执行能力,减少对抗。

社交技能训练指通过游戏团体训练等方法,帮助孩子提升其沟通技巧,改善其协作能力,增加其抗挫折能力,改善其与同龄儿及同胞的社交关系,从而达到改善亲子关系、师生关系的效果。

(十)多动症共患物质滥用

未经治疗的成人多动症患者较正常同龄人犯罪风险高出2倍多,78%共患烟草滥用。共患物质滥用往往是多动症成人期的结局之一。随年龄增加,物质滥用共患病呈增加趋势,多动症儿童发生物质滥用的时间往往较早。滥用的物质包括烟草、酒精、药物甚至毒品。动物试验显示,围生期过多尼古丁暴露可导致后代多动/冲动,其机制可能是胎儿多巴胺能系统的改变和体内尼古丁受体数量的增加。酒精滥用者在孕育下一代时,可导致酒精进入胎儿脑中，引起一系列的脑功能损害，如酒精可增强神经细胞的迁移，导致儿童期出现行为障碍，还可干扰神经内分泌激素的产生，扰乱大脑发育过程。对多动症儿童的随访研究表明，多动症儿童的物质滥用率，尤其是吸烟的概率显著增加。

中枢神经兴奋剂治疗多动症不一定会产生滥用，反而能降低物质滥用的危险性。有研究表明，对使用和未使用中枢神经兴奋剂治疗的多动症儿童随访到青少年，前者出现物质滥用的风险较后者减少。对有物质滥用史或滥用危险因素者、共患品行障碍者要谨慎使用中枢神经兴奋剂，第一线药物使用非中枢神经兴奋剂，针对共患病物质滥用治疗更应以预防为主。

参考文献

[1]中华医学会儿科学分会发育行为学组. 注意缺陷多动障碍早期识别、规范诊断和治疗的儿科专家共识[J]. 中华儿科杂志,2020,58(3):188-193.

[2]周玉楠,赵宏博,姜志梅. 孤独症谱系障碍儿童常见共患病研究进展[J]. 中国儿童保健杂志,2020,28(05):555-558.

[3]中华医学会儿科学分会发育行为学组,中国医师协会儿科分会儿童保健专业委员会. 孤独症谱系障碍儿童早期识别筛查和早期干预专家共识[J]. 中华儿科杂志,2017,55(12):890-897.

[4]韩颖,张月华,肖农,等. 儿童癫痫共患注意缺陷多动障碍诊断治疗专家共识[J]. 癫痫杂志,2018,4(4):281-289.

[5]罗学荣,汪贝妮. 注意缺陷多动障碍共患病的诊断与治疗[J]. 中国儿童保健杂志,2018,26(7):701-704.

[6] CHU C S, TSAI S J, HSU J W, et al. Diagnostic progression to bipolar disorder in 17,285 adolescents and young adults with attention deficit hyperactivity disorder: A longitudinal follow-up study[J]. J Affect Disord, 2021(295):1072-1078.

[7]金星明,禹东川. 医教整合让多动症儿童健康成长[M]. 北京:科学出版社,2020.

[8]金星明,禹东川. 注意缺陷多动障碍标准化门诊建设与规范化管理[M]. 北京:科学出版社,2019.

[9]WALLS B D, WALLACE E R, BROTHERS S L, et al. Utility of the Conners' Adult ADHD Rating Scale validity scales in identifying simulated attention-deficit hyperactivity disorder and random responding[J]. Psychological Assessment, 2017, 29(12):1437-1446.

[10]LIU T L, HSIAO R C, CHOU W J, et al. Self-reported depressive symptoms and suicidality in adolescents with attention-deficit/Hyperactivity disorder: roles of bullying involvement, frustration intolerance, and hostility[J]. Int J Environ Res Public Health, 2021, 18(15): 7829.

[11]REIMHERR F W, MARCHANT B K, GIFT T E, et al. ADHD and anxiety: clinical significance and treatment implications[J]. Curr Psychiatry Rep, 2017, 19(12): 109.

[12]WOLRAICH M L, HAGAN J F, ALLAN C, et al. Clinical practice guideline for the diagnosis, evaluation, and treatment of attention-deficit/hyperactivity disorderin children and adolescents[J]. Pediatrics, 2019, 144(4): e20192528.

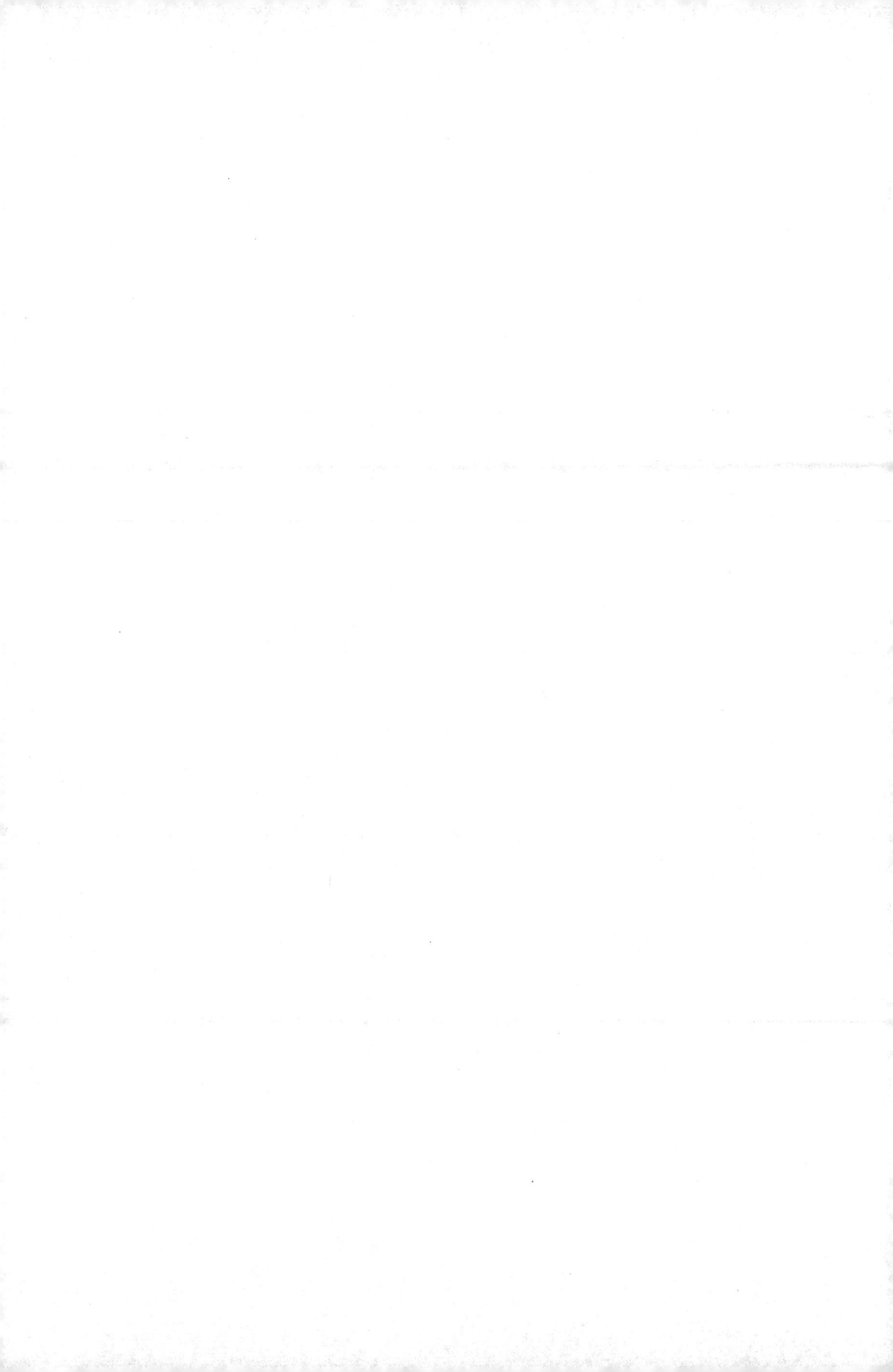